Reiki

Der erste Grad

©Antje Ursula Seebohm

Malta 2012

ISBN: 9781549720390

Imprint: Independently published

Reiki

Der erste Grad

Antje Ursula Seebohm

Für Pete in Liebe und Dankbarkeit.
Schön dass es Dich gibt!

Inhaltsverzeichnis

Was ist Reiki?

Reiki ist eine einfache Technik, Energie durch Handauflegen zu übertragen.

Einfach ist sie deshalb, weil man die Fähigkeit zur Energieübertragung passiv erhält, durch eine sogenannte Einweihung (die eigentlich eher eine „Einrichtung" ist, da kein Geheimwissen weitergegeben wird). Man muss also nicht jahrelang studieren, meditieren oder irgendwelche Übungen machen.

Selbstverständlich braucht man ein gewisses Knowhow um mit Reiki zu arbeiten. Das kann man sich aber innerhalb weniger Stunden aneignen.

Der Ausdruck Reiki (ausgesprochen „Re" wie in „Regen" und „Ki" wie in „Kilo") kommt aus dem Japanischen. „Rei" bedeutet „Das Universum", und „Ki" ist die Lebensenergie, deren Existenz in allen mir bekannten Kulturen anerkannt wird, ob sie dort nun „Chi" heißt wie in China, „Prana" wie in Indien oder einfach „Lebenskraft" wie bei uns in Deutschland (um nur einige Beispiele zu nennen).

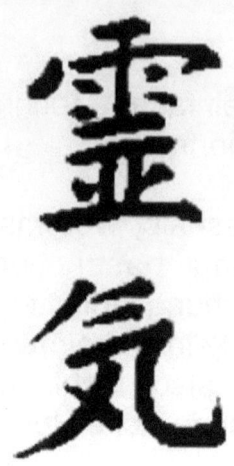

Reiki bezeichnet also zum einen die universelle Lebensenergie, die uns überall umgibt.

Der Ausdruck Reiki wird aber nicht nur für die Energie selbst benutzt, sondern auch für die Art und Weise, mit ihr umzugehen. Gemeint ist damit die Fähigkeit, die Reiki-Energie aus unserer Umgebung aufzunehmen und sie über unsere Hände an andere (oder auch uns selbst) weiterzugeben, um den Empfänger zu harmonisieren und mit heilender Energie zu versorgen.

Eigentlich ist dies eine Fähigkeit, die wir alle von Natur aus haben. Aber wegen unserer hektischen Lebensweise (und eines Lebensstils, bei dem materielle Werte mehr zählen als alles andere, und viele nur das glauben, was sie sehen und anfassen können) haben die meisten Menschen diese natürliche

Fähigkeit längst verloren.

Die Reiki Einweihungen öffnen die Kanäle, durch die die Energie fließt, und stellen diese Fähigkeit nicht nur wieder her, sondern verstärken sie gleichzeitig.

Die Einweihungen wirken bei jedem Menschen – dennoch muss man sich im Klaren darüber sein, dass es immer individuelle Unterschiede in der Qualität und Intensität des Energieflusses geben wird. Jeder kann singen. Aber bei manchen klingt das so wunderschön, dass man bereit ist, Hunderte von EUR auszugeben, um ihnen einmal „live" zuhören zu dürfen. Und andere hören sich eher wie eine Alarmsirene an! Jeder gesunde Mensch kann rennen oder schwimmen, aber es gibt nur wenige Olympiasieger. Ständige Übung hilft hier wie dort. Je mehr man Reiki in sein Leben integriert und mit der Energie arbeitet, desto stärker wird auch der Energiefluss!

Wer Reiki gibt, gibt niemals seine eigene Energie weg. Vielmehr wirkt man als Kanal für die Energie, die den Körper des Gebers durchfließt und ihn durch seine Hände wieder verlässt, um dann in das Energiefeld des Empfängers einzutreten. Deshalb fühlt man sich selber besser, wenn man Reiki gibt.

Hier in Malta kann man von Reiki allein nicht leben. Ich mache also einen normalen Bürojob und gebe (und lehre) Reiki nur in meiner Freizeit. Wenn ich am Abend noch einen Kunden habe, fühle ich mich vorher oft müde und habe eigentlich gar keine rechte Lust mehr, jetzt noch eine Session zu geben. Aber das gibt sich, sobald ich mit der Sitzung begonnen habe, und es tut mir immer auch selber gut!

Jeder, der eine korrekte Einweihung erhalten hat, kann die Energie spontan weitergeben, ohne dass größere Vorbereitungen notwendig wären wie zum Beispiel Meditationen oder Gebete. Entscheidend ist allein die Intention, d.h. die Absicht, Reiki zu geben. Man entscheidet, dass Reiki fließen soll, und es passiert! Deshalb kann man sich oder einen anderen im Bedarfsfall sofort mit Energie versorgen. Man braucht nichts bei sich zu haben als seine Hände!

Normalerweise bleibt die Wirkung der Einweihungen auf Lebenszeit erhalten. Ich habe allerdings von Einzelfällen gehört, in denen sich aufgrund besonderer Umstände die Energiekanäle wieder geschlossen haben. Wenn jemand über längere Zeit extremem Stress ausgesetzt ist, sei es infolge eines schweren Unfalls, einer unerfreulichen streitigen Scheidung oder vergleichbarer Umstände, kann das durchaus passieren.

Bis jetzt ist es aber bei keinem meiner Schüler vorgekommen. Dennoch biete ich immer vorsorglich an, ihnen kostenfrei eine Auffrischungseinweihung zu geben, falls sie jemals das Gefühl haben sollten, dass diese notwendig sei.

Das Beste, was man selber tun kann, um die Kanäle unter allen Umständen offen zu halten, ist Reiki regelmäßig anzuwenden!

Reiki hilft Menschen, Tieren, Pflanzen – und manchmal wirkt es sogar bei Sachen, so wie Maschinen, Batterien, Computern etc.. Reiki durchdringt jedes Material, Kleidung, Gips und Bandagen und sogar Metall oder Beton. Reiki kann in jeder Situation angewendet werden. Es harmonisiert und stellt die Balance von Körper, Geist und Seele wieder her.

Üblicherweise wird Reiki in 3 oder 4 Graden gelehrt, aber es kann auch mehr oder weniger geben, je nachdem, welchem System der Meister folgt.

Der Erste Reiki Grad, der Gegenstand dieses Buchess ist, öffnet die Kanäle für die Reiki-Energie und befähigt den Schüler, die Energie durch seine Hände an andere oder sich selber weiterzugeben. Der Empfänger muss allerdings anwesend sein, damit der Geber ihm seine Hände tatsächlich auflegen (oder zumindest wenige Zentimeter über den Körper halten) kann.

Im Kurs für den Zweiten Reiki Grad wird der Schüler mit 3 Reiki „Symbolen" vertraut gemacht. Das erste Symbol hilft ihm unter anderem, den Energiefluss zu verstärken. Das zweite Symbol ist ein Schlüssel zum Unbewussten und befähigt ihn, Mentalbehandlungen durchzuführen. Und das dritte Symbol erlaubt dem Praktizierenden, Zeit und Raum zu überbrücken und Reiki entweder an abwesende Personen zu schicken (Fernreiki) oder in seine eigene Vergangenheit und Zukunft (Situationsheilung).

Im Reiki 3 Kurs (Meister/Lehrer Grad) erhält der Schüler die Einweihung in den Meistergrad und lernt wie er mit dem Meistersymbol meditieren kann. Außerdem erlernt er die Techniken, wie er andere in die verschiedenen Grade einweiht, und erfährt, wie man ein Reiki Seminar am besten strukturiert

Wie die Erfahrung zeigt, wünschen sich viele Kunden allerdings die Meistereinweihung für ihre eigene spirituelle Entwicklung, ohne die Absicht zu haben, Reiki auch zu lehren. Wie viele andere Lehrer auch habe ich mich daher entschlossen, einen Reiki 3A (nur Meistergrad) und 3B (Lehrer) Kurs anzubieten. Dadurch wird der Meistergrad für jeden erschwinglich.

Der zweite und dritte Reiki Grad sind nicht Gegenstand dieses Buchess. Ich plane allerdings, die entsprechenden Ausgaben bald herauszubringen.

Wie wirkt Reiki?

Alles ist Energie

Selbst Objekte, die uns auf den ersten Blick ziemlich solide erscheinen, wie zum Beispiel ein Tisch oder eine Wand, sind nicht so massiv wie es aussieht. Sie würden das selber erkennen, wenn Sie die die Möglichkeit hätten, ein Stückchen herauszuschneiden und unter ein Mikroskop zu legen, das stark genug ist, um die kleinste bekannte Einheit sichtbar zu machen.

Sicherlich erinnern Sie sich an Ihren Schulunterricht: Jedes Objekt besteht aus Molekülen, die wiederum aus Atomen zusammengesetzt sind. Die chemische Formel für Wasser zum Beispiel ist H_2O, was bedeutet, dass Wasser-Moleküle aus 2 Atomen Wasserstoff und einem Atom Sauerstoff bestehen. Unter Ihrem super starken Mikroskop würden Sie auch erkennen, dass zwischen diesen Atomen ziemlich viel Zwischenraum ist.

Als ich ein Kind war, hat die Wissenschaft noch geglaubt, dass Atome die kleinste existierende Einheit wären. Aber dann entwickelte sich die Quantenphysik, und man fand heraus, dass die Atome selbst aus Protonen, Neutronen und Elektronen gebildet sind, welche wiederum aus Quarks bestehen.

Da ich selber keine Wissenschaftlerin bin, möchte ich nicht zu tief in dieses Gebiet einsteigen, auch wenn es hochinteressant ist. Aber wissenschaftliche Test an Quarks haben gezeigt, dass diese sich nicht nicht wie Partikel verhalten, sondern eher wie Wellen. Sie können sich z.B. teilen und somit an zwei Orten zur gleichen Zeit sein. Letztlich sind Quarks eher elektrische Einheiten als Objekte.

Wie gesagt, ich will das an dieser Stelle nicht weiter vertiefen. Dennoch habe ich es hoffentlich überzeugend genug herüber gebracht, dass auf den kleinsten gemeinsamen Nenner gebracht letztlich alles eines ist, nämlich Energie. Alles, was ich eben ausgeführt habe, bezieht sich nämlich nicht nur auf anorganisches Material wie Objekte, Flüssigkeiten oder Gase, sondern ebenso auf die Körper von Lebewesen, uns Menschen, Tieren und Pflanzen.

Eines der Mysterien des Lebens ist, was darüber entscheidet, dass ein Tisch als Tisch wahrgenommen wird, und ein Mensch wie Sie und ich als Mensch. Die Quantenphysiker ebenso wie die Philosophie haben auch hierzu diverse Theorien, und letztlich läuft es wohl auf unser Bewusstsein heraus, dass darüber entscheidet, was wir sind. Aber es würde den Rahmen dieses Büchleins übersteigen, das näher zu erörtern.

Das Energiesystem des Menschen

Was wir also wissen müssen ist, dass grundsätzlich alles – und jeder – aus Energie besteht. Diese Energie ist nicht statisch, sie vibriert und pulsiert und verbreitet sich in Wellen.

Wichtig zu wissen ist außerdem, dass es grundsätzlich keine „gute" oder „schlechte" Energie gibt. Energie an sich ist neutral. Es kann allerdings sein, dass sich bestimmte Frequenzen nicht nur sprichwörtlich, sondern auch buchstäblich nicht miteinander vertragen und sich gegenseitig schwächen, ja sich im Extremfall sogar aufheben können! An dem Ausdruck, mit jemandem „nicht auf einer Wellenlänge" zu sein, ist also tatsächlich mehr dran!

Wenn Sie sich einen alten Akupunktur-Plan ansehen, so werden Sie ein Gewirr von Linien erkennen, das über den menschlichen Körper läuft. Das sind die sogenannten Meridiane.

Die folgende Abbildung zeigt einen historischen Akupunktur-Plan, der aus der Zeit der Ming Dynastie stammt:

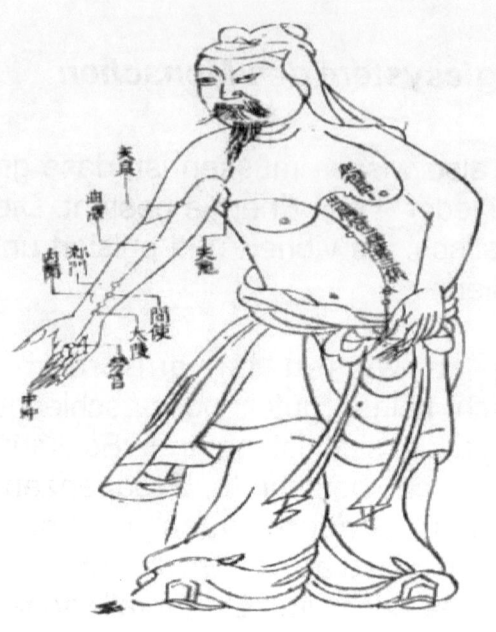

Dieser ist natürlich sehr grob. Die modernen Pläne, die Sie im Internet finden können, wenn Sie „Akupunktur-Plan" googeln, sind wesentlich umfangreicher und komplizierter und erinnern an eine Landkarte. Und im Grunde sind sie das sogar, denn sie zeigen die Routen, auf denen die Elektrizität durch und über unsere Körper wandert.

Besonders viele Endpunkte dieser Meridiane befinden sich auf unseren Fußsohlen, aber auch an den Händen und Ohren. Das erklärt, warum Fußreflexzonenmassage so wirksam ist, mit der man die Organe am anderen Ende der betreffenden Meridiane direkt beeinflussen kann. Was nicht so viele Menschen wissen ist, dass eine Reflexzonenmassage an den Ohren noch viel wirksamer ist. Das ist aber einleuchtend, wenn man berücksichtigt, dass die Haut an den Ohren ja sehr viel dünner und zarter ist als die an unseren Füßen.

Es gibt 7 Haupt-Energiezentren im menschlichen Körper, die sogenannten Chakren (Chakra heißt Rad oder Wirbel). Die Chakren durchdringen den Körper, deshalb finden sich die Wirbel sowohl auf der Vorderseite als auch auf der Rückseite des Körpers. Auf der Rückseite sind sie von unten nach oben entlang der Wirbelsäule aufgereiht, auf der Vorderseite befinden sie sich mittig in entsprechender Höhe.

Die Aufgabe der Chakren ist es, Energie aus unserer Umgebung anzuziehen und zu verteilen. Auf diese Weise speisen sie unser persönliches Energiefeld, die sogenannte „Aura".

Jedem einzelnen Chakra ist eine spezielle Farbfrequenz zugeordnet, und ihre ordnungsgemäße Funktion beeinflusst bestimmte Körperpartien/Organe, ebenso wie mentale/emotionale Zustände oder Problembereiche. Das bedeutet, wenn ein Chakra geschlossen oder blockiert ist, kann das in dem zugeordneten Bereich zu Problemen führen.

Einzelheiten finden Sie hier:

	Name	Ort	Farbe	Zugeordnete Körperpartien	Mentale/emotionale Themen
7. Chakra	Scheitel- oder Kronen-Chakra	Oberseite des Kopfes	violett	Kopfhaut, Gehirn, Haut	Spiritualität, Verbindung zum Höheren Selbst
6. Chakra	Stirn-Chakra oder Drittes Auge	Über und zwischen den Augenbrauen	indigo	Augen, Nebenhöhlen, Haaransatz	Intuition, Selbstwahrnehmung, Vertrauen
5. Chakra	Hals-Chakra	Halsbereich	blau	Kehlkopf, Mund, Zähne, Kiefer, Ohren	Kommunikation, Selbstausdruck, seine Wahrheit aussprechen
4. Chakra	Herz-Chakra	Brust	grün	Pericardium, Herz, Lungen, Blutkreislauf	Balance, Liebe zu sich selbst und anderen
3. Chakra	Solar-Plexus-Chakra	Oberhalb des Bauchnabels	gelb	Magen, Leber, Gallenblase, Dünndarm; Muskulatur	Durchsetzungsvermögen, Schaffenskraft, Selbstbewusstsein, Selbstwertgefühl
2. Chakra	Sakral-Chakra	Unterleib	orange	Geschlechtsorgane Blase, Uterus oder Prostata	Gefühle und Emotionen, Sexualität, Kreativität
1. Chakra	Wurzel- oder Basis-Chakra	Unteres Ende der Wirbelsäule	rot	Nieren, Blut und Skelett	Sicherheit, körperliche Existenz, finanzieller Wohlstand

Die meisten Kulturen gehen von der Existenz der oben genannten 7 Chakren aus. In manchen Kulturen gibt es aber auch ein 8. Chakra. Dieses befindet sich etwa 10 cm oberhalb des Kopfes und ist die Verbindung zur Höheren Macht, wie immer jeder Einzelne diese für sich selbst bezeichnen möchte.

Während in vergangener Zeit die Existenz der Chakren nur angenommen wurde, lassen sich die entsprechenden Frequenzen heutzutage tatsächlich messen. Und die Aura eines Menschen kann z.B. mittels Kirlian Fotografie (einer Technik, die schon im

Jahre 1939 von Semyon Kirlian zufällig entdeckt und später weiterentwickelt wurde) in all ihrer individuellen, farbigen Pracht sichtbar gemacht werden.

Jede Sache und jedes Lebewesen hat seine ganz persönliche Schwingung. Da auch unsere Gedanken und Gefühle Schwingungen produzieren, die wir wie Radiowellen ins Universum aussenden, kann sich diese Schwingung aber natürlich je nach Befinden und Stimmung verändern.

Im Idealfall ist das Energiefeld eines Menschen intakt, alle Chakren sind offen und funktionieren perfekt, so dass die Lebensenergie „Ki" frei und ungehindert fließen kann. Dieser Mensch ist dann physisch, mental und emotional völlig gesund.

Aber manchmal ist der Energiefluss blockiert. Das kann schon so einfache Gründe haben wie Muskelverhärtungen, die z.B. dadurch entstehen, dass man tagein und tagaus in ungesunder Körperhaltung vor dem Computer sitzt. Irgendwann entspannen die Muskeln dann auch nicht mehr im Schlaf. In der Tat können die Ursachen vielfältig sein, von Dauerstress bei der Arbeit oder in der Familie über ungesunde Ernährung, zu wenig Schlaf, Infektionen, Verletzungen, traumatische Erlebnisse, bis hin zu Missbrauch von Alkohol und Drogen.

All das und mehr schwächt langfristig sowohl den Energiefluss, als auch den Körper direkt. Auf Dauer kann das zu ernsthaften Gesundheitsstörungen führen.

Es ist ein bisschen wie die Frage, was zuerst da war, das Huhn oder das Ei. Tatsache ist aber, dass sich der physische Körper und das Energiefeld wechselseitig beeinflussen, und dass Störungen auf der einen Seite sich dann auch auf der anderen Seite abbilden. Und dass Heilung auf der einen Seite dann wiederum die andere Seite positiv beeinflußt.

Daher müssen die Blockaden gebrochen und ein gesunder, starker Energiefluss wiederhergestellt werden.

Und das ist es, was eine Behandlung mit Reiki bewirkt. Natürlich hängen die Ergebnisse einerseits davon ab, wie stark die Blockade ist und welcher Schaden dem physischen Körper bereits zugefügt wurde, und andererseits von der Häufigkeit und Intensität der Reiki Behandlungen.

Wie manch andere energetische Heilmethode wirkt Reiki holistisch. Die meisten Reiki Heiler sind keine Ärzte oder Heilpraktiker, vor allem seitdem die entsprechenden Rechtsvorschriften durch die Gerichte gelockert wurden. Daher stellen wir keine Diagnosen. Theoretisch müssten wir nicht einmal wissen, wo das Problem unseres Kunden liegt und ob es einen Namen hat, da wir keine Krankheiten behandeln.

Alles was wir tun können, ist Energie zur Verfügung stellen. Ob und wie der Empfänger diese nutzt, liegt bei ihm allein. Es könnte aber sein, dass gerade dies der entscheidende „Kick" ist, den der Kunde braucht, um die Situation zu wenden und wieder gesund zu werden. Behandlungen mit Reiki haben häufig zu Spontanheilungen geführt.

Andererseits lehnen manche Empfänger die heilende Energie unbewusst ab. Wir kennen nicht die Gründe dafür, warum ein Mensch eine bestimmte Krankheit hat. Sie könnte sogar ein Teil seiner karmischen Entwicklung sein.

Aus diesem Grund kann und darf Heilung niemals versprochen oder gar garantiert werden!

Das soll aber nicht bedeuten, dass man die Heilkraft des Reiki unterschätzen dürfte!

Wenn ich Reiki gebe, versuche ich mich von dem Gedanken an das damit erzielte Ergebnis völlig frei zu machen. Ich weiß ohnehin, dass nicht ich die Heilerin bin, sondern der Kunde selber. Ich kann ihm dabei nur Hilfestellung leisten.

Deshalb verspreche ich dem Kunden nichts. Ich bitte ihn nur, offen zu sein für das, was passiert, und die Energie arbeiten zu lassen. Und oft genug bin ich selber von dem überrascht worden, was möglich ist!

Nur ein Beispiel von vielen: Ich hatte einen Kunden mit schweren chronischen Rückenbeschwerden. Irgendein Teil in seinem unteren Rücken hakte ständig ein und verursachte ihm schwere Schmerzen, wann immer er aufstand, sei es aus dem Sitzen oder Liegen. Er hatte buchstäblich alles versucht. Er war sogar für ein paar Wochen im Krankenhaus gewesen, aber nach intensiven Untersuchungen hatte man ihm dort gesagt, man könne nichts für ihn tun, und er müsse mit dem Schmerz leben.

Als er mit diesem Problem zu mir kam, hatte ich große Zweifel, ob ich ihn überhaupt behandeln sollte. Schließlich möchte ich den Leuten nicht einfach nur das Geld aus der Tasche ziehen, und nach seiner Beschreibung ging ich davon aus, dass Reiki nicht wirklich etwas würde ausrichten können. Denn offenbar handelte es sich hier um ein rein mechanisches Problem in seinem Rücken. Da es nicht mein Stil ist, Versprechungen zu machen, die ich nicht halten kann, habe ich ihm das auch so erklärt. Was Reiki allerdings für ihn tun könne, sei ihn zu entspannen und ihm etwas von seinem Stress zu nehmen.

Nun, er wollte es auf jeden Fall probieren. Und nach der Behandlung konnte er immerhin ohne Schmerzen von der Liege aufstehen. Mein Mann, der zwischendurch beim Einkaufen gewesen war, sah ihn draußen noch weggehen und meinte, der Kunde bewege sich ja wie ein ganz anderer Mensch, mit viel mehr Elan. Soweit so gut also ... Danach hörte ich allerdings nichts mehr von diesem Kunden, und deshalb ging ich davon aus, dass es für ihn wohl leider doch nicht so gut gewirkt hatte.

Bis ich fast 2 Jahre später diese e-Mail bekam:

„Hi Antje,

I have been for reiki session(was suffering from back

pain) at your
previous addess and I must say felt the benefit
immediately, I
thoroughly recommend Reiki technique.
I would appreciate if you could advise whether it's
possible to make
an appointment for my wife who at present is suffering
from neck pain ..."

Übersetzt heißt das sinngemäß: „Ich war zu einer Reiki Session (litt unter Rückenschmerzen) unter Ihrer vorherigen Adresse und muss sagen, dass ich den positiven Effekt sofort verspürt habe, ich empfehle die Reiki Technik ernsthaft. Ich wäre Ihnen dankbar, wenn Sie mir mitteilen könnten, ob es möglich ist, einen Termin für meine Ehefrau zu machen, die derzeit unter Nackenschmerzen leidet ...."

Ich war total begeistert, als ich das las, denn in diesem speziellen Fall hätte ich so ein Resultat wirklich nicht erwartet!

Er hat wortwörtlich geschrieben „ ... **was** suffering from back pain ...".(also **litt** unter Rückenschmerzen – in der Vergangenheitsform!) Die eine Session, die er bei mir gehabt hat, hat also tatsächlich bewirkt, dass er dieses Problem los geworden ist!!!

Das ist es, was diese Arbeit so befriedigend macht. Leider bekomme ich nicht von jedem meiner Kunden ein Feedback, aber nach dem, was ich so höre, ist es bei weitem kein Einzelfall, dass Kunden nach nur einer Session geheilt sind. Manchmal bekomme ich schon am nächsten Tag eine e-Mail, oder auch einige Tage später, in der die Kunden mir mitteilen, dass es ihnen wieder gut geht!

Tatsächlich ist mir aufgefallen, dass die Heilkraft meiner Sitzungen mit zunehmender Erfahrung stärker und stärker wird. Natürlich verkaufe ich einen Service, und wenn die Kunden nicht wiederkommen, weil sie nach einer Sitzung geheilt sind, verdiene ich entsprechend wenig. Trotzdem bin ich glücklich darüber. Reiki ist meine Leidenschaft, und zu wissen, dass ich meinen Kunden wirklich helfe, tut einfach gut!

Dennoch ist mir bewusst, dass ich absolut keine „Wunder-Heilerin" bin, und ich habe das auch nie behauptet. Wie bereits gesagt: Reiki kann nur assistieren, letztlich heilt der Patient sich selber.

Ich habe zwar bis heute keinen Kunden mit Krebs oder einer anderen potentiell lebensbedrohlichen Krankheit persönlich behandelt. Vor längerer Zeit habe ich aber meiner in Paris lebenden Tante Fernreiki geschickt, und einem Bekannten in Hamburg ebenfalls. Beide litten an Krebs, der zu der Zeit, als ich davon erfuhr, allerdings bereits in einem fortgeschrittenen Stadium war. Und beide sind leider inzwischen verstorben.

Wenn der Empfänger von Reiki schwer krank ist, ist es natürlich nicht ungewöhnlich, dass selbst dann, wenn die Blockaden im Energiefeld durch Reiki beseitigt werden, die Schäden am physischen Körper bereits zu schwer sind, um noch zu heilen.

Und im Übrigen müssen wir einfach akzeptieren, dass wir alle nicht unsterblich sind. Jeder von uns wird eines Tages gehen, wenn seine Zeit gekommen ist.

Das alles erklärt, warum manchmal auch Patienten sterben, die regelmäßige Reiki-Behandlungen erhalten.

Aber selbst ein Sterbender profitiert noch von den Sitzungen, da sie ihm helfen, das was geschieht zu akzeptieren, Schmerzen lindern, und ihm dadurch den Übergang in die andere Welt insgesamt erleichtern können.

Merke: Wenn ein Kunde chronisch krank ist, bitten Sie ihn unbedingt, vor der Aufnahme der Behandlungen das Einverständnis seines Arztes oder Heilpraktikers einzuholen.

Es sollte selbstverständlich sein, dass der Kunde die ihm verschriebenen Medikamente weiterhin wie verordnet einnimmt bzw. anwendet.

Reiki ist eher eine ergänzende als eine alternative Heilbehandlung.

Das Beste ist ohnehin, Reiki zur Vorbeugung zu nutzen, um gar nicht erst krank zu werden!

Eine kurze Geschichte des Reiki

Ich mag es eigentlich nicht so sehr, mich allzu lange an der Geschichte des Reiki festzuhalten. Zumal das meiste davon ohnehin eher ein Märchen ist ...

Aber natürlich sollte der Reiki Schüler zumindest ein paar grundlegende Kenntnisse darüber haben.

Die beliebte Heiltechnik, die die meisten Menschen heute als Reiki kennen, geht zurück auf **Dr. Mikao Usui**, der in Japan gelebt hat, wo er 1926 im Alter von nur 62 Jahren gestorben ist.

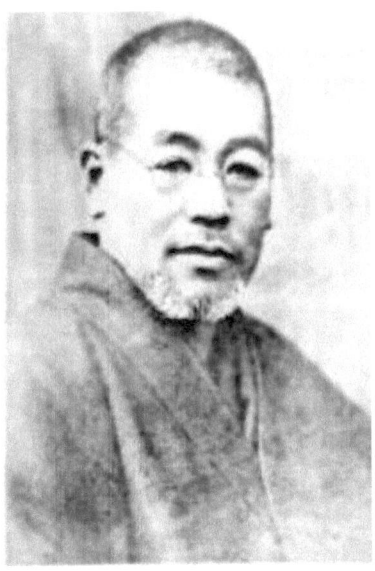

Leider sind kaum Fakten über sein Leben bekannt.

Aufgrund von Recherchen ist es aber ziemlich sicher, dass er kein Doktor der Medizin war.

Möglicherweise ist die Bezeichnung Doktor lediglich ein Honorartitel, der ihm von den Menschen in Japan aus Respekt für seine Arbeit zugedacht wurde. Manche Leute spekulieren aber, er müsse wohl ein hoher Verwaltungsbeamter gewesen sein, denn offensichtlich hatte er sowohl die Möglichkeit (und die Mittel) zu reisen, als auch Zugang zu geheimen Schriften.

Teilweise heißt es auch, er sei ein in Japan geborener Christlicher Mönch gewesen. Es ist allerdings nicht bestätigt, dass er wirklich Christ gewesen ist, und dies mag auch nur deshalb so berichtet worden sein, um Reiki insbesondere für den US-amerikanischen Markt akzeptabel zu machen. Denn dort stand man ja lange Zeit allem, was aus Japan kam, ausgesprochen skeptisch gegenüber ...

Was auch immer die Wahrheit ist, jedenfalls hat er in seinem späteren Leben eine erfolgreiche Heilpraxis in Japan geleitet.

Es gibt eine ausführliche Lebende, wie er die 4 „Symbole" entdeckt hat, die später zum Kernpunkt seiner Heilmethode geworden sind. Inzwischen ist allerdings bekannt, dass in seiner Heilpraxis anfänglich keine Symbole benutzt wurden. Dr. Usui bemerkte dann irgendwann, dass seine Schüler große Schwierigkeiten damit hatten, die Konzentration aufrechtzuerhalten, die notwendig ist, wenn man Energie ohne Hilfsmittel übertragen will. Deshalb suchte er eine Lösung. Wahrscheinlich ist, dass er diese in alten Schriften gefunden hat.

Die Legende erzählt es allerdings anders.

Danach soll einer seiner Studenten Dr. Usui eines Tages gefragt haben, ob er wisse, wie Jesus geheilt habe. Diese Frage, auf die er keine Antwort gewusst habe, habe ihn Zeit seines Leben nicht mehr losgelassen. Die Lösung habe er zwar nie gefunden. Aber stattdessen habe er die Heilmethode entdeckt, die Buddha benutzt habe – Reiki!

Die Symbole seinen ihm am letzten Tag eines 21-tägigen Fastenaufenthaltes auf einem heiligen Berg offenbart worden, wo er dann von den Höheren Mächten unmittelbar eingeweiht worden sei. Zunächst sei ihm gar nicht bewusst gewesen, was geschehen sei. Auf dem langen Rückweg nach Hause habe er durch eine Reihe von Vorkommnissen dann aber entdeckt, über welche heilenden Kräfte er jetzt verfügte.

Wer an den Einzelheiten der Legende interessiert ist, findet sie in unterschiedlichen Versionen im Internet!.

Im Grunde kommt es auf das „Wie" nicht wirklich an. Jedenfalls hat er die 4 „Symbole" und ihre Heilkraft entdeckt (oder wohl eher wiederentdeckt) und verbrachte den Rest seines Lebens damit, Reiki überall in Japan zu praktizieren und zu lehren.

Ich rede von Wiederentdecken, da Dr. Usui nicht der Einzige war, der diese „Symbole" fand. Mir ist zumindest ein alternatives Reiki-System bekannt, das exakt die selben Symbole benutzt, und in etwa um die gleiche Zeit von einem Tibetanischen Mönch Französischer Herkunft begründet wurde, Serge Goldberg. Später wurde es von Oswald Wirth gelehrt.

Ein Freund von mir hat dieses Reiki-System bei Oswald Wirth persönlich erlernt. Es ist schon merkwürdig, dass das Reiki-System nach Serge Goldberg/Oswald Wirth im Gegensatz zu dem Usui-System kaum bekannt ist, obwohl es sogar kostenlos weitergegeben wird.

Einerseits mag das eine Frage des Marketings sein. Andererseits wird das gesamte System binnen eines Wochenendes gelehrt. Dabei scheint es (zumindest nach dem Bericht dieses Freundes) so zu sein, dass abgesehen von dem Einweihungsritual kaum konkrete Instruktionen gegeben werden, wie die Symbole denn nun eigentlich im einzelnen anzuwenden sind. Das Ganze basiert mehr oder weniger auf Intuition.

Die meisten Anfänger ziehen klare Instruktionen vor – zumindest traf das definitiv auf mich zu, als ich begonnen habe, Reiki zu praktizieren. Deshalb habe auch ich mich letztlich für das Usui-System entschieden.

Also zurück zu diesem: nachdem ihm bewusst wurde, dass die meisten Krankheiten nicht nur körperliche Ursachen haben, sondern oft mit der Lebensweise zusammenhängen, nahm Dr Usui die folgenden „Grundsätze der Reiki-Kraft" in sein System der natürlichen Heilung mit auf:

Gerade heute will ich dankbar sein.
Gerade heute will ich mich nicht sorgen.
Gerade heute will ich nicht zürnen.
Gerade heute will ich redlich arbeiten.
Gerade heute will ich alle Wesen lieben und achten.

Das System mit den 3 Graden gab es zu Dr. Usuis Lebzeiten offiziell noch nicht. Aber er gab das, was später als der Erste Grad bekannt wurde, jedem, der es brauchte und wollte. Den Zweiten Grad bekamen nur wenige, hauptsächlich Menschen, die an seiner Klinik tätig waren. Den späteren Meister- und Lehrergrad aber, der es ermöglicht, andere Personen in Reiki einzuweihen, gab er insgesamt nur an 16 Personen weiter.

Einer von ihnen war **Dr. Chujiro Hayashi**

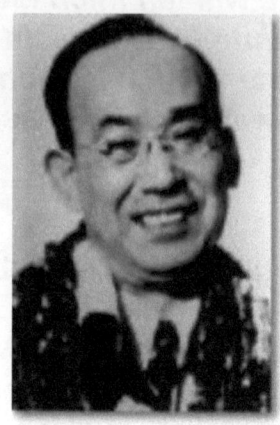

der nach dem Tod von Dr. Usui dessen System der natürlichen Heilung in seiner eigenen Klinik in Tokyo weiterentwickelte. Dr. Hayashi machte umfangreiche Aufzeichnungen über die Techniken, die in seiner Klinik am erfolgreichsten waren, und entwickelte daraus die Standard Handpositionen. Er begründete auch das System der drei Grade und legte die entsprechenden Einweihungsrituale fest.

Dr. Hayashi weihte Zeit seines Lebens 13 Reiki Master ein. Die letzte von diesen war **Frau Hawayo Takata**.

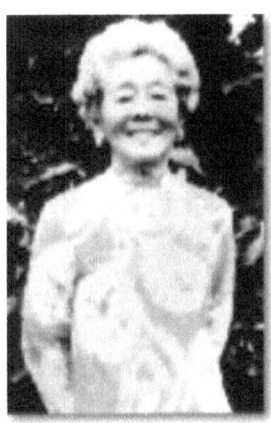

Frau Takata war eine auf Hawaii geborene Amerikanerin Japanischer Abstammung.

Sie ging nach Japan, eigentlich um dort operiert zu werden. Da sie aber Bedenken hatte, fragte sie Bekannte, ob es nicht evtl. eine alternative Lösung gäbe. So kam sie in die Klinik von Dr. Hayashi, wo sie geheilt wurde. Sie war so beeindruckt davon, dass sie begann, für ihn zu arbeiten, und später seine Schülerin wurde. Kurz vor dem zweiten Weltkrieg ging Frau Takata dann zurück in die USA und gründete eine eigene Reiki Klinik auf Hawaii. Sie machte aus Reiki ein kommerzielles System und wurde sehr reich.

Erst in hohem Alter begann Frau Takata, andere Meister einzuweihen, sie war bereits in ihren Siebzigern. Insgesamt weihte sie 22 Meister ein.

Frau Takata berechnete $10.000 für eine Meistereinweihung, was zu ihrer Zeit ein kleines Vermögen war. Angeblich wollte sie auf diese Weise sicherstellen, dass die Bewerber wirklich ernsthaft waren.

Manche Reiki-Organisationen halten sich noch heute an diesen Preis. Aber obwohl $10.000 heute – relativ gesehen – nicht mehr dasselbe sind wie damals, finde ich persönlich diesen Preis doch etwas übertrieben. Und ich bin nicht die Einzige, die so denkt. Viele unabhängige Reiki Meister bieten die Meistereinweihung heute deutlich günstiger an.

Das ist sicherlich auch einer der Gründe, warum sich Reiki heute über die ganze Welt verbreitet hat.

Nach dem Tod von Frau Takata im Jahre 1980 ist Reiki in diverse Richtungen zersplittert. Unglücklicherweise streiten sich einige Reiki-Organisationen erbittert darum, welche von ihnen „Das wahre Reiki" vertritt. So etwas ist sicherlich nicht im Sinne der Reiki-Energie, die ja Liebe und Harmonie symbolisiert. Aber hier stehen natürlich oft handfeste materielle Interessen im Vordergrund.

Manche folgen noch immer streng den Regeln des von Dr. Usui und Dr. Hayashi begründeten Systems. Andere haben teilweise erhebliche Veränderungen vorgenommen. Unter anderem wurden bis zu 20 neue „Großmeistergrade" eingeführt (und vielleicht mehr während ich dies hier niederschreibe). Es gibt unter anderem Inti Reiki, Rosen-Reiki, Engel-Reiki, Trinitas „Das Christliche Reiki", Geld-Reiki und, und, und ...

Entscheiden Sie für sich selber, ob das wirklich eine Verbesserung darstellt.

Ich bin keinesfalls der Meinung, dass immer alles so bleiben muss, wie es ist. Im Gegenteil – Veränderung ist etwas Natürliches und oft sehr Positives. Alles muss sich entwickeln und wachsen.

Und ich war neugierig. Deshalb habe auch ich ein paar zusätzliche Reiki-Grade (bis zum 12., glaube ich) und einige dieser alternativen Systeme ausprobiert. Ich habe vor Jahren sogar die Rechte erworben, um Trinitas exklusiv hier in Malta zu lehren.

In der Praxis hat sich allerdings erwiesen, dass ich all das nicht wirklich brauche und nutze. Daher lehre ich heute das traditionelle Usui Reiki. Da, wo ich Dinge anders handhabe (Handpositionen zum Beispiel), zeige ich meinen Schülern genau, wie der traditionelle Weg aussieht, und was ich anders mache.

Auf jeden Fall ermutige ich meine Schüler ständig, selber zu denken und die Dinge so zu machen, wie sie es für sich ganz persönlich als richtig empfinden!

Wie man mit Reiki arbeitet

Reiki ist einfach und braucht keine großen Vorbereitungen oder Regeln. Es kann jederzeit und überall angewendet werden. Seine Hände hat man immer dabei!

Dennoch gibt es ein paar Empfehlungen, um das Wohlbefinden des Empfängers (wie auch des Gebers selbst) während der Sitzung zu steigern.

Bitte beachten Sie: selbst wenn keine einzige dieser Empfehlungen befolgt wird, fließt Reiki. Die einzige echte Voraussetzung dafür ist, dass der Reiki-Praktizierende eine korrekte Einweihung erhalten hat.

Und natürlich muss er beabsichtigen, Reiki zu geben.

Die folgenden Empfehlungen sind daher nützlich, aber optional:

Ort:
Reiki kann überall gegeben werden. Damit sich der Empfänger optimal entspannen kann, sollten Sie aber wenn möglich einen hellen, gut belüfteten und vor allem ruhigen Raum aufsuchen. Falls Sie keine professionelle Behandlungsliege haben, kann der Empfänger auch auf einer Couch liegen oder notfalls auf einer Decke auf dem Fußboden.

Denken Sie aber unbedingt an Ihr eigenes

Wohlbefinden. Keiner ist ein guter Kanal für die Reiki-Energie, wenn er selbst wegen einer unbequemen Position unter Rückenschmerzen leidet!

Wenn Sie daher vorhaben, regelmäßig Behandlungen durchzuführen, so sollten Sie in eine einfache Behandlungsliege investieren. Bei eBay z.B. finden sich öfter mal gebrauchte Liegen zu einem vernünftigen Preis.

Es gibt auch eine Kurzbehandlung, bei der der Empfänger sitzt, die ich in einem späteren Kapitel ebenfalls lehren werde. Wenn Sie keine Behandlungsliege haben, werden Sie diese Art der Behandlung wahrscheinlich öfter anwenden als die Standardbehandlung im Liegen. Bei mir war das anfangs auch so. Sie hat aber zwei Nachteile: zum einen kann sich der Empfänger im Sitzen nicht so gut entspannen wie im Liegen. Und zum anderen sind mache Handpositionen doch recht intim, da Sie einander buchstäblich sehr nahe kommen. Ich empfehle diese Art der Behandlung daher eher für Familie und Freunde.

Kleidung:
Sowohl der Geber als auch der Empfänger können tragen, was sie wollen. Dennoch wäre es empfehlenswert, etwas Gemütliches anzuziehen, in dem man sich frei bewegen kann, und das vor allem nicht ruiniert wird, wenn man sich hinlegt.

Musik:
Es geht natürlich auch ohne Musik. Ich persönlich

benutze allerdings gerne Entspannungsmusik, die speziell für Reiki-Behandlungen komponiert wurde. Viele dieser Stücke haben ein kleines Glöckchen integriert, das entweder nach 3 oder auch nach 5 Minuten erklingt, wenn ein Wechsel der Handposition fällig ist. Dadurch können Sie sich ersparen, die Uhr im Blick zu behalten.

Duft:
Auch dieser ist optional. Am besten fragen Sie den Kunden vorher, denn manche Kunden sind allergisch gegen bestimmte ätherische Öle oder mögen sie einfach nicht. Wenn der Kunde aber einverstanden ist, mache ich gern ein Duftlämpchen an. Bei der Auswahl der Öle entscheide ich oft spontan, zum einen danach, ob das Wetter eher warm oder kalt ist, und auch nach dem Geschlecht des Kunden (bei Männern nicht zu blumig ...). Sehr entspannend wirken zum Beispiel Neroli, Lavendel, Vanille oder Sandelholz. Es gibt natürlich auch fertige Duftmischungen, die teilweise sehr angenehm sind! Eine gute Alternative sind auch Räucherstäbchen.

Zeit:
Auch hier gibt es keine feste Regel. Zu lange behandeln kann man nicht. Man trichtert dem Kunden die Energie ja nicht gewaltsam ein, sondern stellt sie lediglich zur Verfügung. Der Körper nimmt, was er braucht, und der Rest fließt dorthin zurück, wo er herkam.

Wenn man ein Familienmitglied oder einen Freund behandelt, sollte man sich einfach auf seine Intuition verlassen. Man lernt schnell, zu erspüren, wie viel Energie gebraucht wird. So mag eine Session vielleicht mal 80 Minuten dauern, die nächste dafür dann nur 30 Minuten.

Bei einer professionellen Reiki-Behandlung sieht das natürlich anders aus. Hier sollte eine Behandlung mindestens eine Stunde dauern – es sei denn, man hat ausdrücklich eine Kurzbehandlung angeboten und wird auch nur dafür bezahlt.

Die eigentliche Behandlung

Wie bereits erwähnt: das Folgende sind lediglich Empfehlungen. Nichts davon ist zwingend.

Sie könnten auch einfach nur Ihre Hände auflegen, sich von Ihrer Intuition leiten lassen, und die Energie fließen lassen. Und in einem Notfall sollten Sie auch genau das tun!

Aber speziell als Anfänger sind Sie möglicherweise etwas unsicher. Hier ist also das Standardritual:

Der Empfänger legt sich zunächst auf den Rücken. Seine Kleidung behält er an (bis auf die Schuhe). Trotzdem decken Sie ihn leicht zu, sofern es nicht Sommer und sehr heiß im Raum ist. Wenn der Körper anfängt, sich zu entspannen, fällt der Blutdruck ab, und viele Menschen fangen dann an zu frieren, selbst wenn ihnen vorher ausreichend warm war.

Wenn Sie Rechtshänder sind, sollte der Empfänger immer mit dem Kopf auf Ihrer rechten Seite liegen (für Linkshänder gilt das natürlich andersherum).

Auch wenn Sie es manchmal anders lesen mögen: es ist nicht notwendig, dass der Empfänger Metallgegenstände wie Eheringe, Uhren etc. abnimmt. Eine Brille würde während der Behandlung allerdings stören, sie sollte daher abgenommen und an einen sicheren Platz gelegt werden. Das gleiche gilt für größere Haarspangen. Da die Kundin ja auf dem

Rücken liegt, würden diese drücken.

Der Geber wäscht sich die Hände. Natürlich sollten die Hände ohnehin sauber sein, hier handelt es sich aber um eine rituelle Reinigung, die sozusagen das Signal ist, den Energiefluss in Gang zu setzen.

Wer möchte, kann ein kleines Gebet sagen, bevor er mit der Behandlung beginnt. Notwendig ist das aber nicht.

Die eigentliche Behandlung beginnt damit, dass Sie „die Aura glattstreichen". Das bedeutet, dass Sie mit Ihrer führenden Hand 3 mal entgegen dem Uhrzeigersinn in Höhe von etwa 10 cm von Kopf bis Fuß und zurück über den Körper des Empfängers streichen (also ohne den Empfänger selbst dabei zu berühren). Dies ist der erste Kontakt, den Sie mit dem Energiefeld des Empfängers machen. Sie können es damit vergleichen, dass Sie an der Tür klingeln, wenn Sie jemanden besuchen. Genauso, wie Sie das Haus einer anderen Person nicht einfach betreten würden, ohne sich vorher anzukündigen, kündigen Sie sich dem Reiki-Empfänger mit dem Aurastrich an.

Dann legen Sie beide Hände sanft auf den Körper des Empfängers auf und lassen die Reiki-Energie hineinfließen.

Normalerweise legen Sie die Hände tatsächlich auf. Es gibt allerdings ein paar Positionen, in denen es u.U. ratsam ist, den Kunden nicht zu berühren, sondern die Hände wenige Zentimeter über seinen Körper zu halten. Das gilt zum Beispiel für die Positionen am Unterbauch (insbesondere, wenn Sie einen Mann behandeln) und auf der Rückseite am Gesäß. Auch haben es die meisten Empfänger nicht so gern, wenn man ihnen die Hände direkt aufs Gesicht legt. Auch hier sollte man besser etwas Abstand halten.

Abbildungen der einzelnen Handpositionen finden Sie im nächsten Kapitel.

Als ich anfing, professionelle Behandlungen anzubieten, habe ich die Kunden noch von beiden Seiten behandelt, so wie es offiziell vorgesehen ist. Das bedeutete natürlich, dass ich die Kunden nach der Hälfte der Sitzung bitten musste, sich umzudrehen, damit ich ihre Körperrückseite behandeln konnte. Allerdings waren fast alle zu diesem Zeitpunkt bereits in Tiefenentspannung und nicht wenige sogar fest eingeschlafen.

Irgendwann entschied ich dann für mich, dass es nicht wirklich Sinn macht, sie während der Sitzung aufzuwecken. Die Reiki-Energie fließt direkt in ihren Energiekreislauf, der um ihren Körper zirkuliert. Deshalb erreicht die heilende Energie ihren Rücken auf jeden Fall.

Heute behandele ich meine Kunden gewöhnlich nicht mehr auf dem Rücken – es sei denn, der Kunde würde ausdrücklich darum bitten, was aber kaum mal vorkommt. Zum Ausgleich habe ich auf der Vorderseite einige ergänzende Positionen hinzugefügt.

Im kommenden Kapitel zeige ich Ihnen sowohl die offiziellen als auch meine Positionen, dann können Sie selber entscheiden, was Ihnen persönlich besser gefällt.

Wie ich bereits sagte: Dies alles sind nur Empfehlungen. Es steht Ihnen völlig frei, einzelne Positionen auszulassen und dafür eigene hinzuzufügen, so wie es für Sie selber (und den von Ihnen Behandelten) richtig ist!

Ich ermutige meine Schüler immer, ihrer eigenen Intuition zu vertrauen. Es gibt keine „falschen" Positionen.

Mit einer wichtigen Ausnahme allerdings: Wenn Ihnen bekannt ist, dass jemand ein ernsthaftes chronisches Leiden hat, ist es sicherer, die entsprechende Körperregion auszulassen, da direkte Anwendung von Reiki für den Kunden unangenehm sein könnte. (Dass die in solchen Fällen unbedingt erforderliche Zustimmung des behandelnden Arztes vorliegt, setze ich im weiteren voraus.)

Jemand mit einem Herzleiden zum Beispiel sollte nicht direkt über dem Herzen behandelt werden. Und wenn jemand unter Epilepsie leidet, dann lassen Sie alle Kopfpositionen unbedingt weg!

Auch bei schwangeren Frauen sollte man den Bereich der Gebärmutter auslassen. Reiki kann zwar keine Fehlgeburt verursachen, wie man

manchmal liest. Das Baby ist aber ein Mensch, dessen freier Wille zu respektieren ist. Und Sie können das Baby nun mal nicht fragen, ob es eine direkte Anwendung von Reiki möchte. Behandeln Sie stattdessen ausführlich die Beine der Mutter – sie können es brauchen!

Die meisten Menschen empfinden eine Behandlung mit Reiki als extrem angenehm und genießen das entspannende, kuschelige Gefühl, das dabei entsteht. Deshalb schlafen auch so viele Kunden während der Behandlung ein.

Aber es gibt immer Ausnahmen von der Regel. Und so wie nicht jeder Mensch gerne massiert wird oder zum Friseur geht, obwohl die meisten es LIEBEN, so gibt es eben auch Menschen, die eine direkte Behandlung mit Reiki als unangenehm empfinden.

Wenn das so ist, dann ist das so. Der freie Wille des Empfängers ist unbedingt zu respektieren, da gibt es keine Diskussion. Nehmen Sie daher sofort Ihre Hände weg, wenn er Sie bittet, aufzuhören – auch wenn seine Reaktion für Sie möglicherweise eine Enttäuschung darstellt, weil Sie ihm ja nur etwas Gutes tun wollten! Fernreiki kann unter Umständen eine Alternative sein, wenn jemand eine direkte Behandlung mit Reiki nicht verträgt, da die Wirkung sanfter ist.

Es kann auch passieren, dass der Empfänger nur eine bestimmte Handposition nicht mag. Wenn Blockaden gelöst werden, und die Energie wieder in Bewegung kommt, entsteht Wärme. Das ist ein einfaches physikalisches Gesetz, und ein typischer Effekt während einer Reiki-Behandlung. Aber in manchen Fällen kann die Hitzeentwicklung extrem sein. Ich habe es schon erlebt, dass mir als Geberin der Schweiß den Rücken hinab rann, als säße ich in einer Sauna! Für den Behandelten kann diese Hitze unangenehm werden. So könnte zum Beispiel ein Gefühl von Enge in der Brust entstehen. Nicht selten ist auch ein Schwindelgefühl im Kopf.

Ermutigen Sie den Empfänger immer, Ihnen zu sagen, wenn sich irgendetwas für ihn nicht gut anfühlt. Er muss das nicht durchstehen. Sie können die betreffende Position jederzeit auslassen und zum Ausgleich einfach andere Positionen etwas länger halten.

Um die Behandlung abzuschließen machen Sie 3mal den Aurastrich entgegen den Uhrzeigersinn – ganz genauso wie am Anfang der Session.

Um danach das Energiefeld des Empfängers mit einem regelrechten Schubs zu stimulieren, halten Sie Ihre schwächere Hand ca. 10 bis 15 cm über die Füße des Kunden, und zwar hochkant (so, als wollten Sie einen Handkantenschlag ausführen). Dann führen Sie Ihre Hand schnell in Richtung seines Kopfes, natürlich ohne den Kunden zu berühren. Es sollte eine lange, fließende Bewegung sein, parallel zum liegenden Körper des Empfängers.

Hier ist noch etwas Wichtiges, das Sie unbedingt wissen müssen: Reiki kann zwar keinen Schaden

anrichten. Aber ebenso wie bei Personen, die mit Homöopathie behandelt werden, kann es in den ersten Tagen nach einer Behandlung zu einer sogenannten „Erstverschlimmerung" kommen.

Das gilt sogar für Menschen, die scheinbar völlig gesund sind. Auch bei diesen könnten zum Beispiel Kopfschmerzen auftreten, oder Symptome früherer Erkrankungen könnten wieder hochkommen. Auch wenn das den Kunden beunruhigen mag, ist es eigentlich ein sehr positives Zeichen, denn es zeigt, dass Reiki zu wirken beginnt.

Sie sollten Ihre Kunden also darauf vorbereiten, dass so etwas vorkommen KÖNNTE, auch wenn es natürlich nicht zwangsläufig so sein muss. Und dass alles in Ordnung ist, falls es passiert.

Ich erinnere mich von früher an eine Arbeitskollegin, die (noch vor meiner Zeit) Reiki-Behandlungen aufgenommen hatte und nach der ersten Sitzung starke Kopfschmerzen bekam. Aus Panik hat sie die Behandlungen sofort abgebrochen. So etwas ist schade! Der Empfänger sollte offen bleiben und der Energie erlauben, so zu wirken, wie es nötig ist. Dann besteht die Chance, dass wirklich alles, was bisher nur unterdrückt wurde und noch der Heilung bedarf, hochkommen kann, um endlich ein für allemal abzuheilen.

Die Handpositionen

Die folgenden Fotos zeigen die 20 im Usui Reiki System der natürlichen Heilung offiziell empfohlenen Handpositionen, so wie sie von Dr. Hayashi festgelegt wurden.

Ein riesiges Dankeschön geht an meinen Ehemann Pete, der diese Fotos gemacht hat, ebenso wie an unser zauberhaftes Modell Larysa.

Nachdem Sie Ihre Hände gewaschen haben, machen Sie zunächst den Aurastrich. Ich weiß, ich wiederhole mich hier. Da ich für den Aurastrich aber kein Foto präsentieren kann (das müsste dann schon eher ein Video sein), möchte ich den Prozess hier nochmals beschreiben, etwas ausführlicher als vorher und mit anderen Worten.

Ich gehe dabei davon aus, dass Sie Rechtshänder sind, falls das nicht der Fall ist, machen Sie alles einfach seitenverkehrt.

Lassen Sie die Rückseite Ihrer linken Hand leicht auf der linken Hüfte des Empfängers ruhen, nur um einen Kontakt zu halten, während Ihre rechte Handfläche langsam entgegen dem Uhrzeigersinn etwa 10 bis 15 cm oberhalb seines Körpers kreist. Strecken Sie sich richtig, damit Sie die ganze Länge und Breite des Körpers mit Ihrer kreisenden Bewegung abdecken. Wiederholen Sie das Ganze 3 mal.

Und jetzt endlich legen Sie Ihre Hände auf – bitte

ohne zu viel Druck auszuüben!

Bei einer Standardbehandlung sollte jede der folgenden Positionen für 3 Minuten gehalten werden. Die gesamte Behandlung dauert dann genau eine Stunde.

Position 1

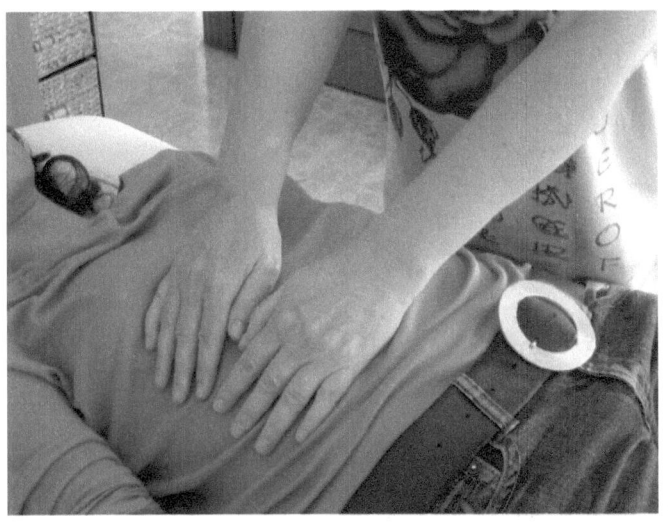

Position 2

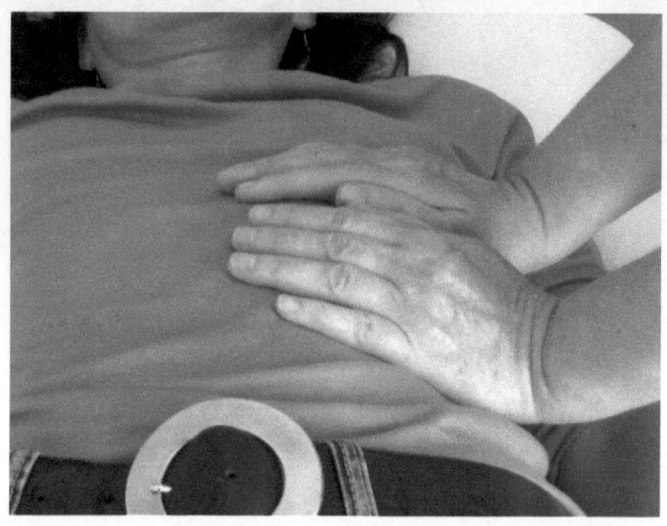

Position 3

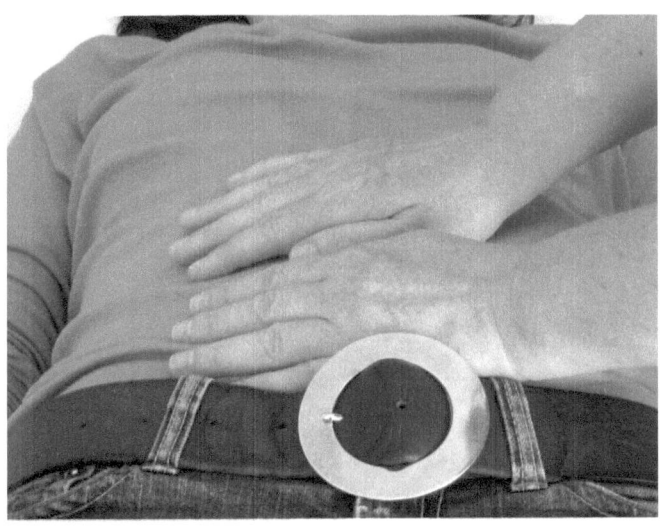

Position 4

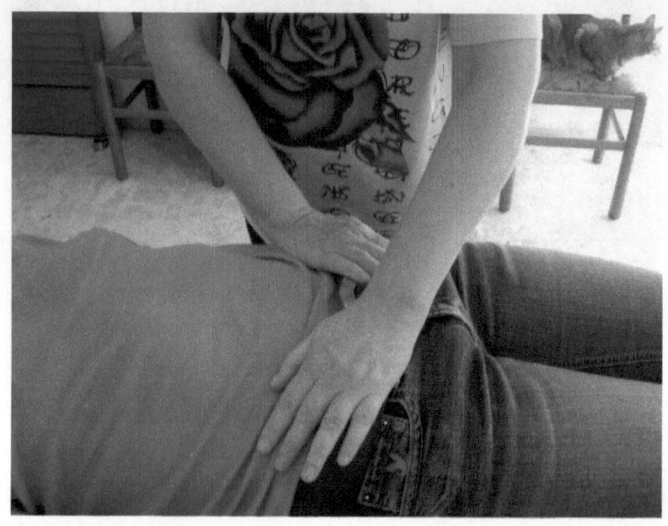

Position 5

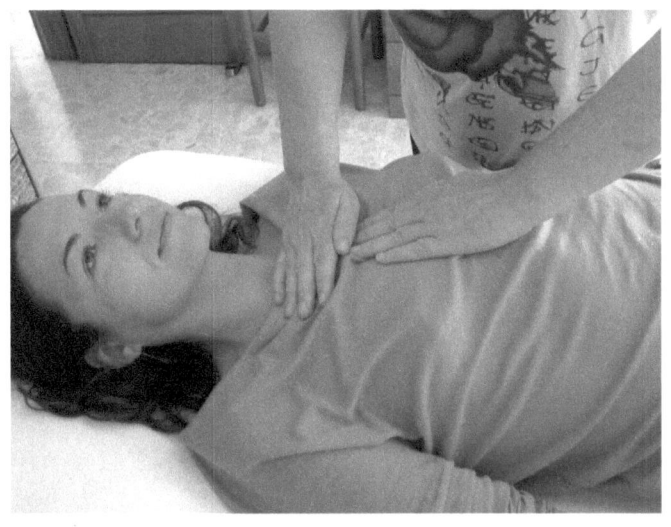

Position 6

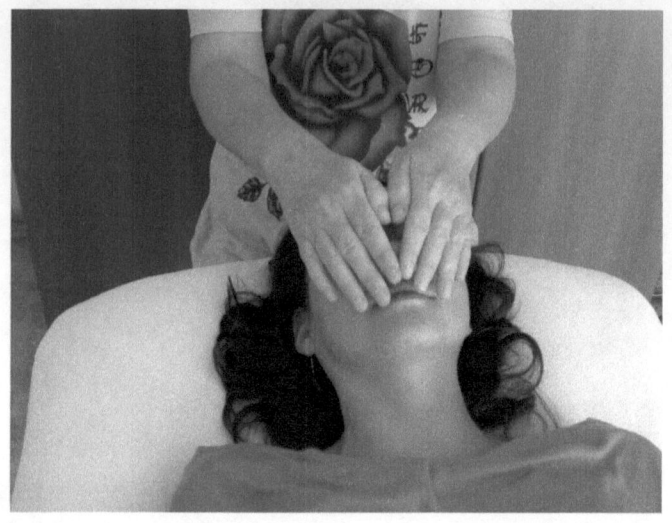

Position 7

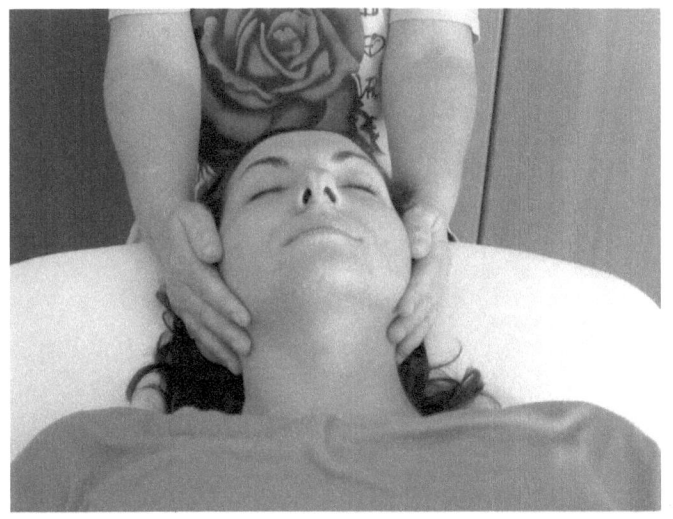

Position 8

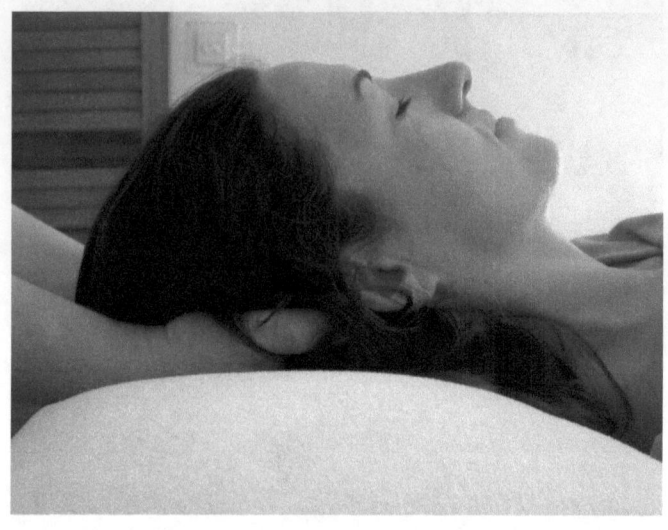

Position 9

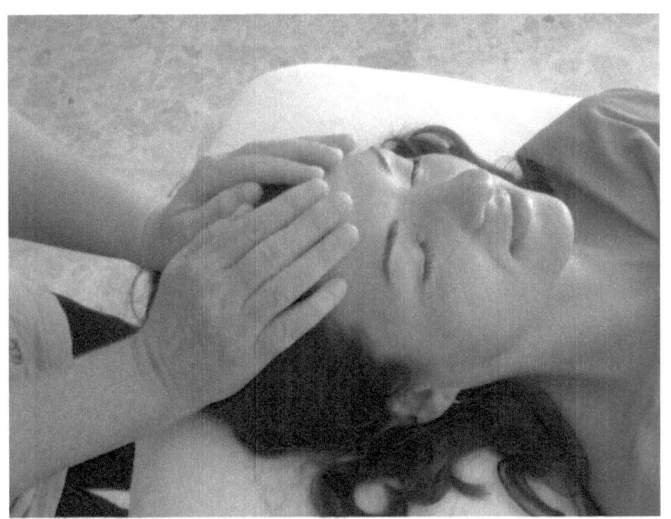

Position 10

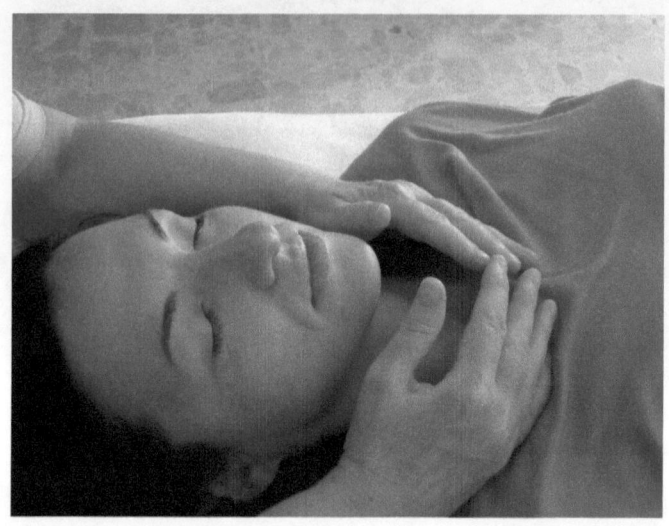

Position 11

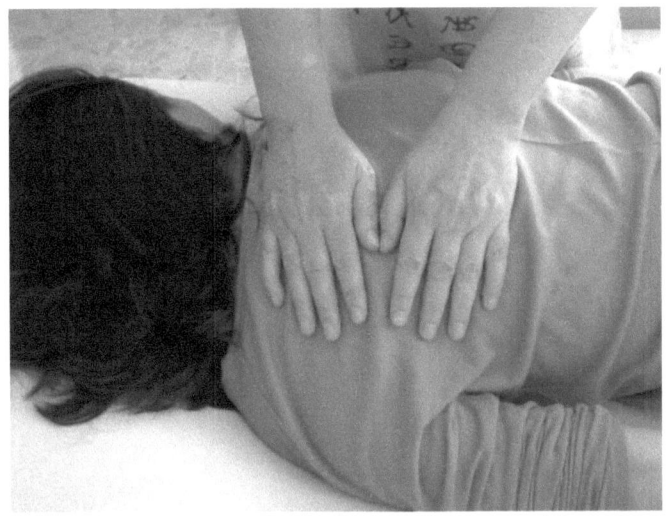

Position 12

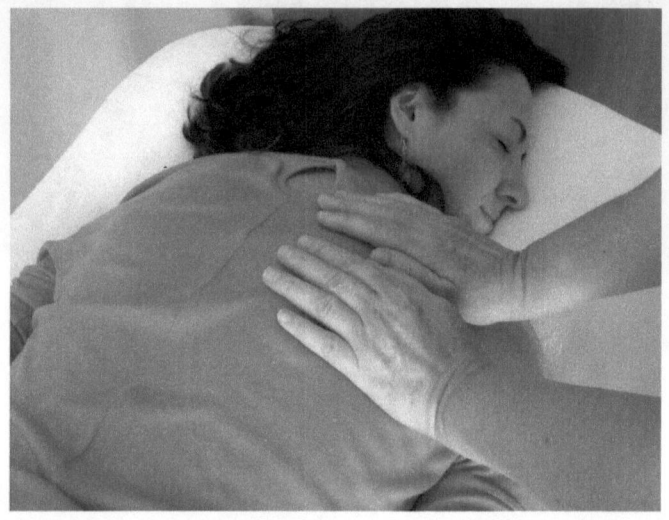

Position 13

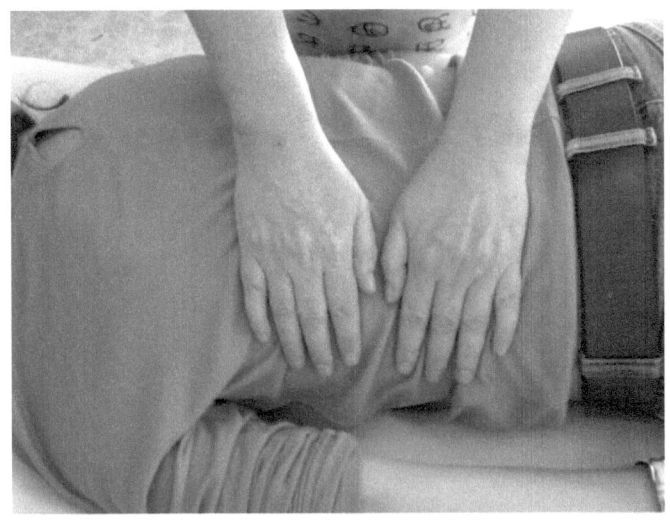

Position 14

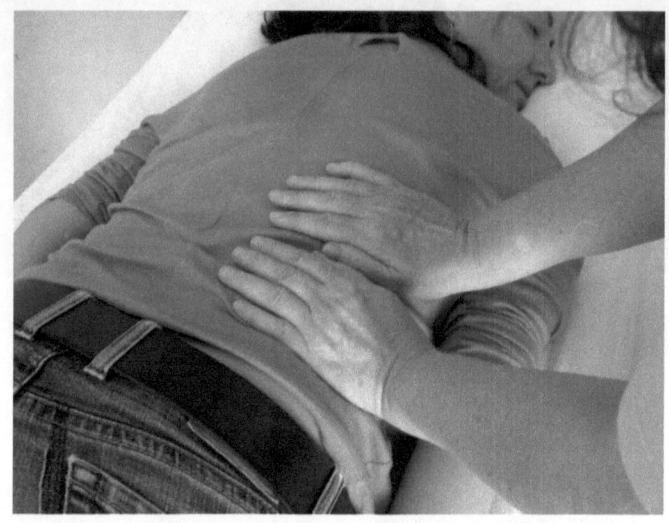

Position 15

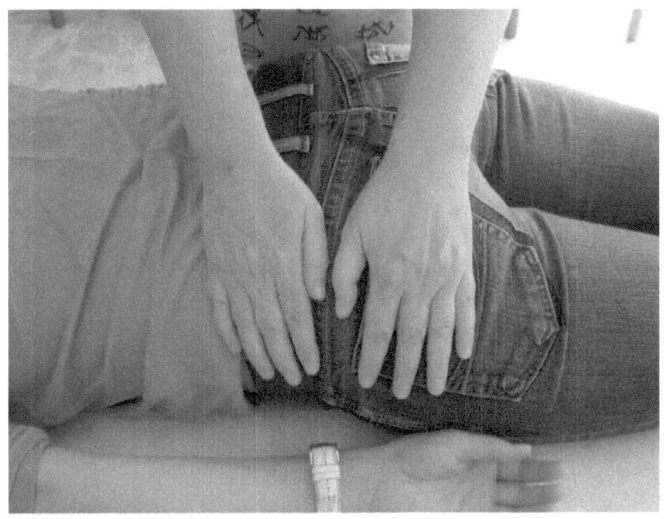

Position 16

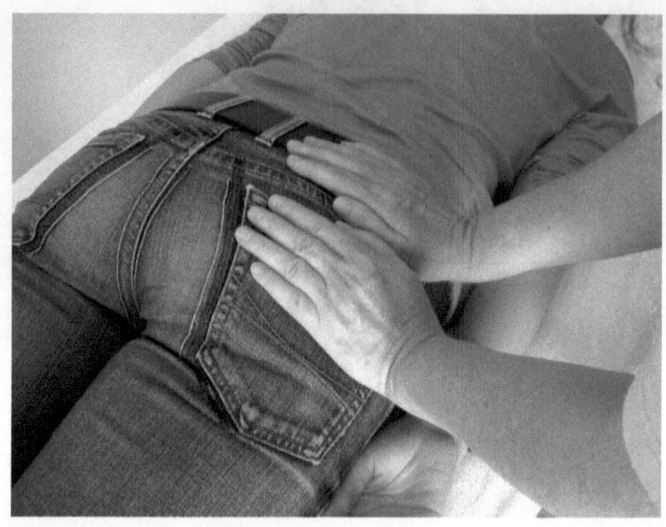

Position 17

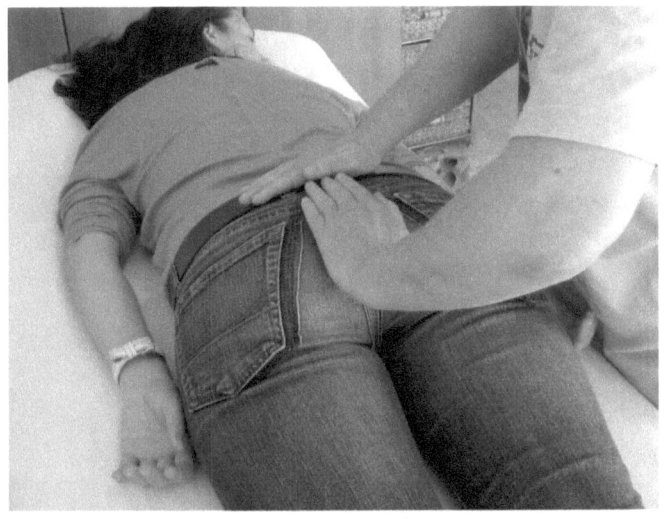

Position 18

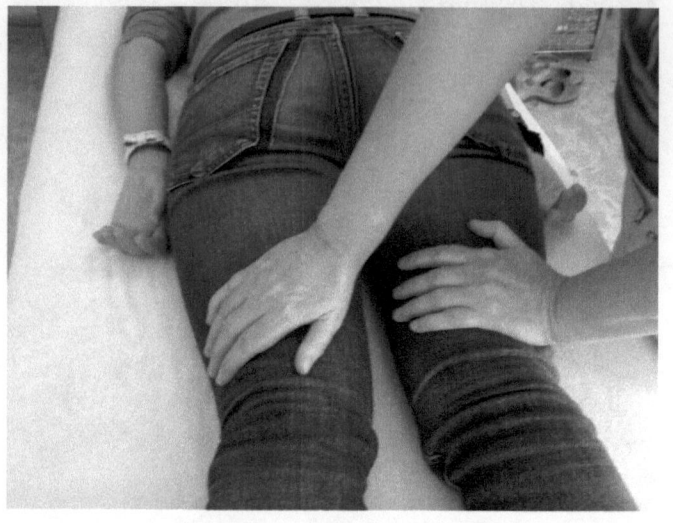

Position 19

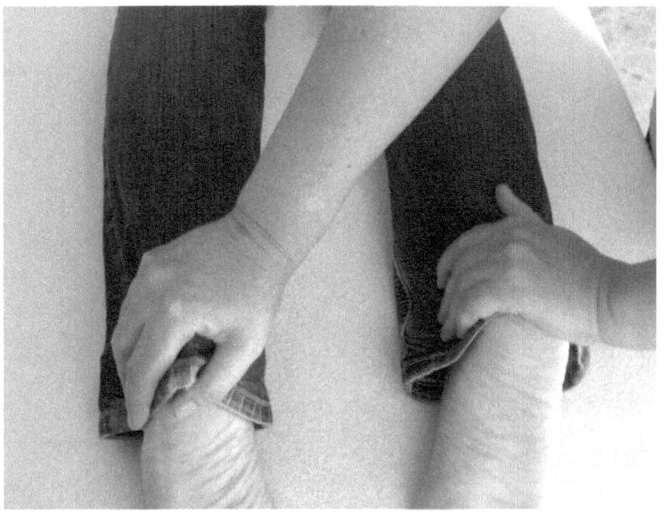

Position 20

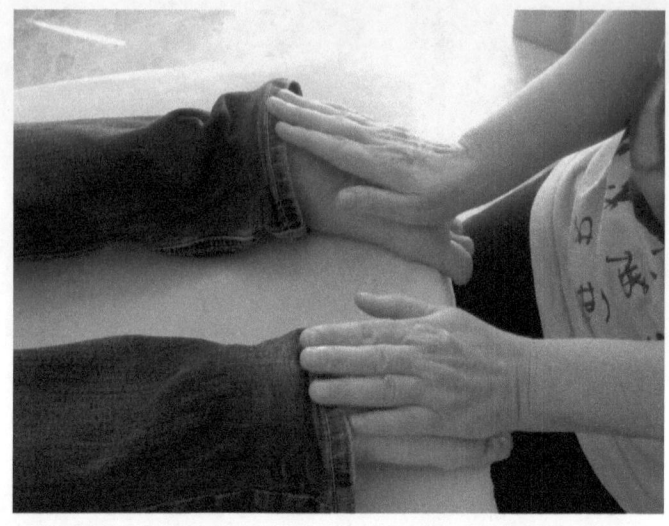

Dies ist die letzte „offizielle" Handposition.

Wie bereits weiter vorne beschrieben, beenden Sie die Behandlung, indem Sie den Aurastrich wiederholen, 3mal gegen den Uhrzeigersinn, und dann dem Energiefeld des Empfängers einen Schubs von Fuß bis Kopf geben.

Das beendet die Session.

Soweit also zu der „offiziellen" Version ...

Ich sagte bereits, dass ich meine Kunden heutzutage nicht mehr bitte, sich nach der Hälfte der Sitzungszeit umzudrehen.

Positionen 1 bis 10 bleiben bei meiner Art der Behandlung unverändert. Im Anschluss daran habe ich 5 zusätzliche Positionen auf der Vorderseite hinzugefügt, so dass ich insgesamt auf 15 Handpositionen komme.

Diese halte ich für jeweils 4 Minuten als Zeitausgleich für die fehlenden 5 Positionen, so dass auch ich auf mindestens eine Stunde Behandlungszeit komme.

Tatsächlich werden es immer mindestens 65 Minuten - und oft sogar mehr, wenn ich fühle, dass der Kunde wirklich eine Extraportion Energie gebrauchen kann! Reiki kann nämlich perfekt mit anderen Heiltechniken kombiniert werden, zum Beispiel Visualisierung oder Gebet. Ich tue das üblicherweise, wenn ich die Positionen am Kopf halte, weil ich dann selber sitze und so gut entspannen kann. Ich visualisiere dann das Meistersymbol, wie es in dreidimensionaler Form herunterkommt, bis es die gesamte Behandlungsliege einschließlich meiner selbst umhüllt und mit heilendem Licht durchdringt.

Außerdem benutze ich während der gesamten Sitzung **Ho'oponopono,** eine alte Hawaiianische Heiltechnik. (Eigentlich ein merkwürdiger Zufall, dass es ausgerechnet eine Technik aus Hawaii ist, nachdem Frau Takata von dort stammt ...).

Lassen Sie mich in ein paar Worten erklären, was Ho'oponopono ist:

Das Basiskonzept dieser Heiltechnik ist, dass wir die Schöpfer unserer eigenen Realität sind. Allerdings geht Ho'oponopono dabei weit über die bekannten „Law of Attraction" Theorien hinaus. Denn während diese davon ausgehen, dass man grundsätzlich nur für sich selber manifestieren kann, nicht aber für andere, sagt Ho'oponopono, dass wir auch für das verantwortlich sind, was anderen zustößt.

Auch wenn jemand anders krank ist oder ein Problem hat – in dem Moment, in dem wir davon erfahren, wird es zu einem Teil unserer Realität. Also haben wir es zumindest mit verursacht.

Damit Sie mich nicht falsch verstehen: wenn ich sage, wir sind dafür verantwortlich, hat das nichts mit Schuld zu tun. Denn meistens manifestieren wir unbewusst.

Dennoch: da es etwas in uns ist, das das Problem der anderen Person mit verursacht hat, können wir dieses nur beseitigen, indem wir den Teil von uns heilen, der zu seiner Entstehung beigetragen hat. Und da wir in der Regel keine Ahnung haben, wie das überhaupt passiert ist, kann das Ganze nur aufgelöst werden, indem wir die Höhere Macht (The Divine) um Hilfe bitten.

Dazu wiederholt man im Anschluss an ein kurzes Gebet das folgende Mantra wieder und wieder: „I'm sorry" (es tut mir leid, dass ich unabsichtlich zu diesem Problem beigetragen habe), „please forgive me" (heile es bitte, indem Du das in mir heilst, was es verursacht hat), „thank you" (ein Vertrauensvorschuss), „I love you!" (das dürfte selbsterklärend sein...).

Falls Sie mehr über Ho'oponopono wissen möchten, empfehle ich das Buch **„Zero Limits" von Dr. Joe Vitale** (gibt es auch als Hörbuch). Es liest sich wirklich sehr gut.

Und so merkwürdig es erscheinen mag, diese Technik ist wirklich sehr wirkungsvoll und macht die Reiki-Behandlungen nach meiner persönlichen Erfahrung noch effektiver!

Hier kommen jetzt meine 5 Extra-Positionen:

Meine Position 11

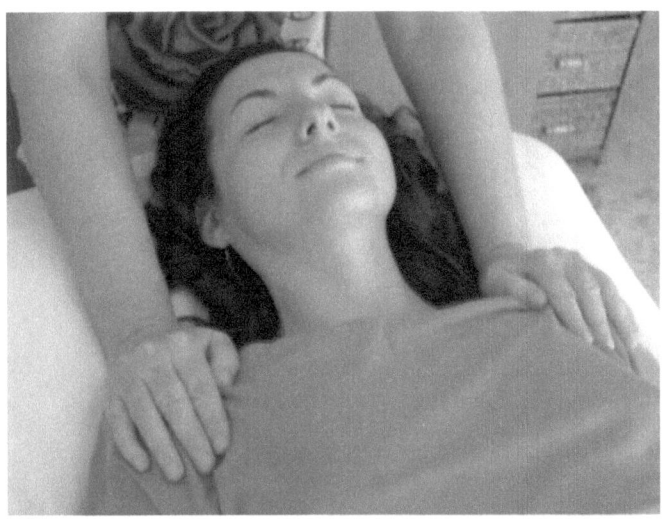

Meine Position 12

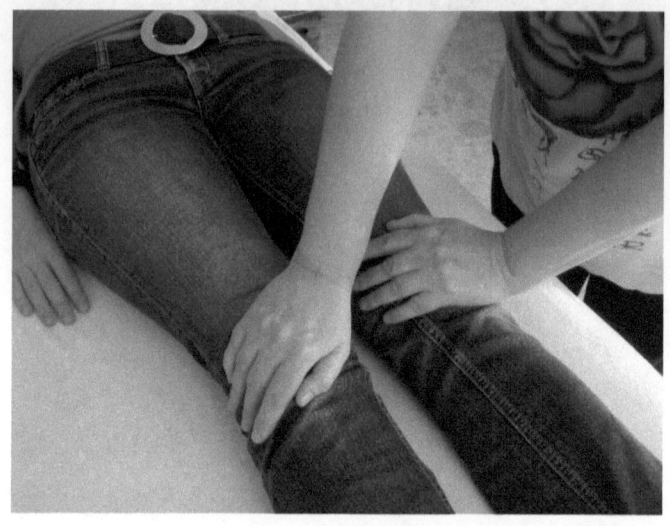

Meine Position 13

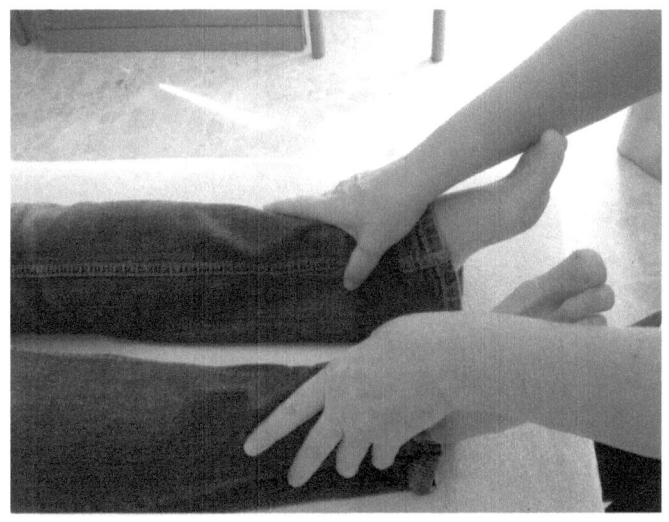

Meine Position 14

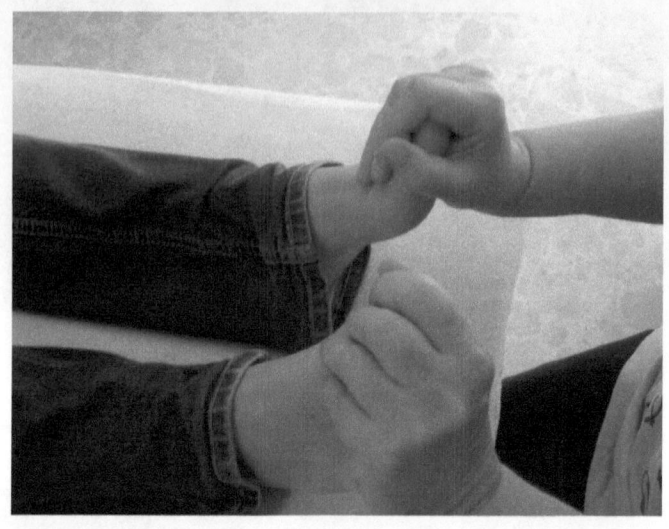

Meine Position 15

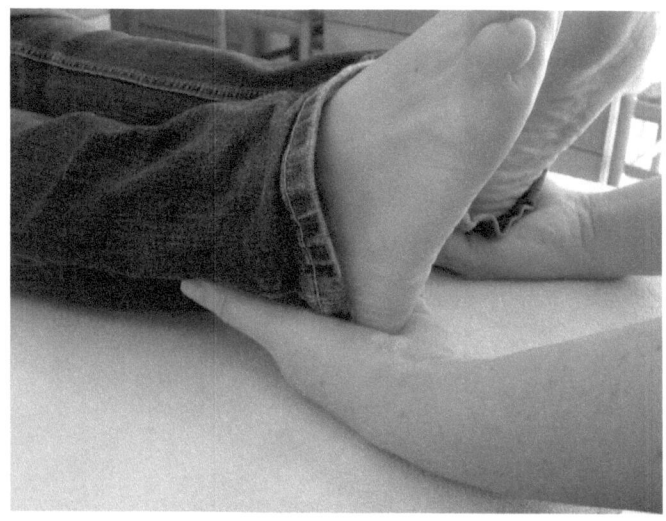

Nochmals: Um die Behandlung abzuschließen machen Sie 3mal den Aurastrich und geben dann dem Energiefeld des Empfängers einen Schubs von Fuß bis Kopf.

Falls Sie einen Beweis dafür wollen, dass viele Tiere Reiki ebenfalls sehr schätzen, hier ist er. Unser wunderschöner Kater Minku hat darauf bestanden, uns bei den Reiki-Fotos zu helfen:

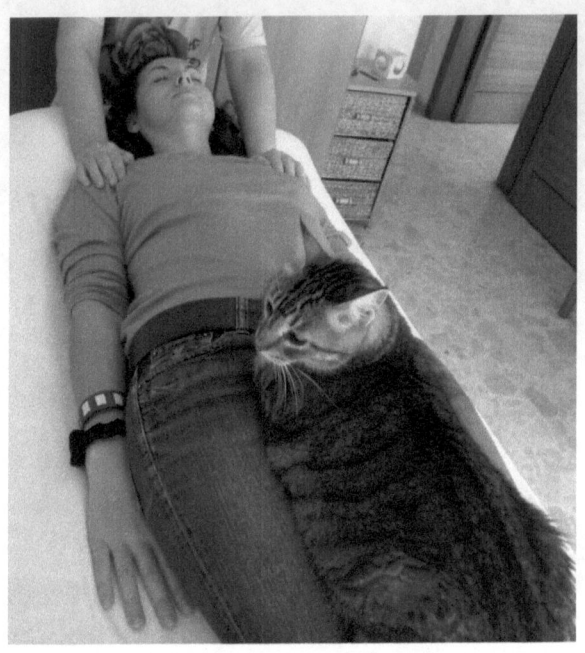

Ich habe wirklich Glück, dass fast alle meine Kunden Katzen lieben und überhaupt nichts dagegen haben, wenn Minku bei den Sitzungen anwesend ist.

Wenn ich ihn mal aus dem Behandlungszimmer entfernen muss, macht er es mir nämlich wirklich schwer. Meistens randaliert er so laut an der Tür, dass es weniger stören würde, ihm einfach nachzugeben, als ihn draußen zu halten ...

Die Schnellbehandlung

Die folgende Schnellbehandlung ist eine gute Alternative zu der Standardbehandlung im Liegen. Sie können sie immer dann nutzen, wenn Sie keine Behandlungsliege zur Verfügung haben.

Wie bereits erwähnt, ist sie für den Empfänger allerdings nicht ganz so entspannend, da er relativ aufrecht sitzen muss. Außerdem kommen Sie ihm während der Behandlung ziemlich nahe, speziell bei den Handpositionen im unteren Körperbereich. Deshalb empfehle ich diese Art der Behandlung eher für Freunde und Familie als für zahlende Kunden.

Die Behandlung an sich ist sehr intensiv, obwohl sie nur 15 – 20 Minuten dauert, weil der Empfänger von vorne und hinten gleichzeitig behandelt wird.

Sie brauchen zwei normale Küchenstühle ohne Armlehnen.

Der Empfänger nimmt auf dem ersten Stuhl Platz, und zwar so, dass sich die Rückenlehne auf seiner linken Körperseite befindet. (Falls Sie Linkshänder sind, andersherum). Auf diese Weise haben Sie freien Zugang zu seinem Rücken und seiner rechten Körperseite. Der Empfänger kann sich an die Rückenlehne links anlehnen und sollte sich so gut es geht entspannen.

Halten Sie den zweiten Stuhl auf der rechten Seite in Ihrer Nähe bereit – er ist für Sie selbst bestimmt, wenn

Sie die weiter unten gelegenen Handpositionen erreichen.

Sie beginnen, indem Sie zunächst mit beiden Händen die Aura des Empfängers vom Kopf bis zum Boden abstreichen, und zwar 3mal. Dann legen Sie kurz Ihre Hände auf seine Schultern. Diese Geste ist nur gedacht, um einen ersten Kontakt zu machen. Sie können daher schnell zur ersten Handposition übergehen.

Die Positionen selbst sind sehr leicht zu merken, denn sie sind identisch mit denen der Chakren von oben nach unten.

Die erste Position ist folglich auf der Oberseite des Kopfes des Empfängers. Legen Sie – immer noch von hinten - beide Hände leicht dort auf, und halten Sie die Position für ungefähr 2 Minuten.

Gehen Sie jetzt auf die rechte Seite des Empfängers, und legen Sie Ihre rechte Hand auf seinen unteren Stirnbereich, dort wo sich das Dritte Auge befindet, und die linke Hand auf seinen Hinterkopf. Auch diese Position halten Sie für ca. 2 Minuten.

Die nächste Position sieht wie folgt aus: Rechte Hand über dem Kehlkopf, und linke Hand im Nacken. Aber halten Sie ausreichend Abstand vorne, damit Sie den Kunden nicht würgen, während Sie auch diese Position für etwa 2 Minuten halten!

Danach platzieren Sie Ihre rechte Hand über dem Herzen des Empfängers, und die andere im Rücken etwas unterhalb der Schulterblätter. Wiederum für 2 Minuten halten.

Die folgenden Positionen sind wesentlich bequemer für Sie zu erreichen, wenn Sie sich auf gleicher Höhe mit dem Empfänger befinden. Ziehen Sie daher jetzt Ihren Stuhl zu sich heran und setzen Sie sich.

Dann legen Sie Ihre rechte Hand für weitere 2 Minuten auf den Solar Plexus des Empfängers, und Ihre Linke in die Nierengegend, die sich in etwa gleicher Höhe befindet.

Die vorgenannte Position ist ideal, falls Sie jemals in die Lage kommen sollten, jemandem Beistand leisten zu müssen, der einen Schock erlitten hat.

In jedem Erste Hilfe Ratgeber werden Sie lesen, dass Schockpatienten mit leicht erhöhtem Oberkörper gelagert und warm gehalten werden sollten. Ganz wichtig ist, dass die ganze Zeit über jemand bei ihnen bleibt und ihnen beruhigend zuredet. Das verhindert, dass sie wieder aufspringen und kopflos umher rennen, um dann irgendwo zusammenzubrechen.

Wenn Sie jemanden in dieser Position halten, sind Sie ihm sehr nahe und können ihm Ihre ganze Aufmerksamkeit zuwenden, während Sie ihn gleichzeitig mit reichlich heilender Reiki-Energie

versorgen. Das Solar Plexus Chakra ist der Ort, an dem die Energiereserven des Körpers gespeichert werden. Und die Nieren gehören zu unseren empfindlichsten lebenswichtigen Organen.

Die nächste Position ist Ihre rechte Hand auf dem Bauch des Empfängers, direkt unterhalb seines Nabels, und die andere gegenüberliegend im unteren Wirbelbereich. Auch diese Position halten Sie wieder für 2 Minuten.

Danach halten Sie Ihre rechte Hand mit etwas Abstand über den Schambereich des Empfängers. Es ist nicht ratsam, den Empfänger dort zu berühren – aber die Energie fließt auf jeden Fall dahin, wo sie gebraucht wird. Die linke Hand legen Sie direkt auf das Steißbein auf.

Das ist die letzte der „offiziellen" Positionen. Ich persönlich behandele allerdings gern noch die Knie mit, da diese bei den meisten Menschen stark belastet werden, und es eigentlich immer gut gebrauchen können.

Wenn Sie fertig sind, stehen Sie auf und begeben sich wieder hinter den Empfänger. Wiederholen Sie den Aurastrich 3mal von oben nach unten. Danach reaktivieren Sie das Energiefeld des Behandelten, indem Sie Ihre linke Hand mit der Handfläche nach oben schnell in etwa 10 bis 15 cm Entfernung vom Körper des Empfängers von unten nach oben bewegen.

Die Selbstbehandlung

Sich selber Reiki zu geben ist extrem einfach. Sie brauchen absolut nichts zu beachten. Es genügt völlig, wenn Sie sich selber sagen, dass Sie jetzt gut ein wenig Reiki gebrauchen könnten, und Ihre Hände auf Ihren eigenen Körper auflegen. Reiki fließt dann automatisch.

Ich persönlich gebe mir gern nebenbei Reiki, wenn ich fernsehe, Musik höre oder ähnliches. Am liebsten lege ich eine Hand auf mein Herz und die andere auf den Solar Plexus, oder auch mal eine Hand auf den Solar Plexus und die andere auf den Bauch unterhalb des Nabels.

Selbst in der Öffentlichkeit kann man sich völlig unauffällig selber Reiki geben. Man braucht ja bloß eine seiner Hände, oder auch beide, irgendwo auf dem eigenen Körper zu platzieren, auf einem Oberschenkel zum Beispiel, und der Energie erlauben zu fließen. Sie speist sich dann in das eigene Energiefeld ein, das den Körper umkreist, und erreicht auf diesem Wege exakt den Ort, an dem sie am meisten gebraucht wird.

Wenn man einen langen Tag am Computer hat, ist es sehr wohltuend, mal einen kurzen Moment Pause zu machen und seine Handflächen über die Augen zu legen. Die überanstrengte Augenmuskulatur kann sich in vollkommener Dunkelheit perfekt entspannen. Diese Übung, das sogenannte Palmieren, wird ohnehin empfohlen für Menschen, die viel am Computer arbeiten. Währenddessen Reiki fließen zu lassen macht sie aber noch wirkungsvoller.

Sie sehen, es gibt viele Möglichkeiten, sich unkompliziert zwischendurch selber mit Reiki zu versorgen. Trotzdem wird es öfter mal vorkommen, dass Sie sich eine vollständige Session gönnen möchten.

Dann gehen Sie wie folgt vor:

Stellen Sie zunächst sicher, dass Sie für mindestens eine halbe Stunde ungestört sind, und vergessen Sie nicht, Ihr Handy auszuschalten oder zumindest auf stumm zu stellen.

Vielleicht möchten Sie etwas entspannende Musik auflegen und eine Kerze oder eine Duftlampe anzünden, so wie Sie das für einen Kunden auch tun würden – das bleibt ganz Ihnen überlassen. Sie könnten die Behandlung auch mit anderen Techniken kombinieren, zum Beispiel Meditation, Affirmationen oder Visualisierung. Wenn Sie dafür eine Anleitung möchten, sind im Handel viele ausgezeichnete Aufnahmen erhältlich. Selbst das, was Sie frei im Internet herunterladen können, ist oft von überraschend guter Qualität.

Sie können entweder bequem sitzen oder sich hinlegen. Ich persönlich liege lieber, muss aber gestehen, dass ich dann oft nicht bis zum Ende der Behandlung komme, weil ich vorher eingeschlafen bin ...

Es liegt völlig bei Ihnen, wie lange Sie jede Handposition halten möchten.

Die eigentliche Behandlung beginnen Sie damit, dass Sie sich kurz Augenreiki geben, also die Handflächen über Ihre Augen legen.

Danach platzieren Sie Ihre Hände oberhalb der Ohren so, dass die Fingerspitzen sich am Oberkopf berühren.

Die nächste Position ist beide Hände auf dem Hinterkopf, eine im Nacken und die andere direkt darüber.

Sie können die beiden letztgenannten Positionen aber auch variieren, indem Sie in der ersten Position die Hände direkt auf die Ohren legen statt darüber, und in der nächsten Position dann nur eine Hand auf dem Hinterkopf und die andere direkt auf dem Oberkopf platzieren. Mir persönlich gefällt das so besser. Ich hatte ja bereits erwähnt, dass sich in den Ohren extrem viele Reflexzonen befinden. Deshalb macht es durchaus Sinn, den Ohren eine eigene Position zu gönnen. Mit der nächsten Position erreicht man dann das 6. und 7. Chakra gleichzeitig.

Die folgende Position ist keine „offizielle". Sie können sie deshalb unproblematisch auslassen, wenn Sie möchten. Ich allerdings liebe sie, besonders in der kalten Jahreszeit! Wenn Sie Halsschmerzen haben, ist sie ganz besonders wohltuend. Platzieren Sie Ihre rechte Hand an der rechten Seite Ihres Halses und

Ihre linke Hand an der linken Halsseite, und dann führen Sie die Hände vorne in der Mitte an den Gelenken zusammen. Wenn Reiki fließt und sich Wärme entwickelt, fühlt sich das so an, als wäre Ihr Hals von einem kuschelig warmen Schal umhüllt, und das ist ein sehr angenehmes Gefühl von Geborgenheit!

Die nächste „offizielle" Position ist dann die eine Hand direkt unterhalb des Kehlkopfes, und die andere auf dem Herzen.

Danach legen Sie eine Hand auf Ihren Solar Plexus, und die andere auf Ihren Bauch unterhalb des Nabels.

Die abschließende Position ist beide Hände auf dem Unterbauch in Form eines V. Eine Position, die besonders angenehm ist für Frauen, die ihre monatliche Regel haben.

Vielleicht ist Ihnen aufgefallen, dass auch diese Positionen im Wesentlichen alle Chakren von oben nach unten abdecken.

Wenn Sie sitzen, können Sie natürlich auch hier Ihre Knie mit behandeln, und unter Umständen sogar Ihre Füße (diese einfach nacheinander auf das Knie hochlegen und in beide Hände nehmen).

Bei den meisten der vorgenannten Positionen können Sie frei entscheiden, welche Ihrer Hände oben sein soll und welche unten. Nur kreuzen sollten Sie die Hände nicht, denn das würde den Energiefluss stören.

Meistens ist der Energiefluss in der führenden Hand ein wenig stärker. Denken Sie nicht groß darüber nach – Sie werden instinktiv die richtige Hand für die richtige Position wählen. Und falls Sie unsicher sind, können Sie die Hände zwischendurch jederzeit wechseln.

Natürlich ist es nicht nötig, den Aurastrich zu machen, wenn Sie sich selber behandeln. Ich hatte das ja mit der Situation verglichen, dass Sie an der Tür klingeln, bevor Sie das Haus einer anderen Person betreten. Für Ihr eigenes Haus haben Sie aber einen Schlüssel, deshalb brauchen Sie auch nicht vorher zu klingeln!

Chakrenausgleich

Wenn Sie so sind wie ich, werden Sie wahrscheinlich ein bisschen Recherche im Internet über Reiki betreiben. Und früher oder später werden Sie auf eine Reiki-Technik stoßen, die „Chakrenausgleich" heißt.

Diese Methode greift willkürlich in das Energiesystem des Behandelten ein, denn das Ziel ist, alle Chakren gleich stark zu machen.

Es funktioniert so, dass man seine Hände etwa 10 cm oberhalb von 2 Chakren hält. Sagen wir in diesem Fall, man wählt das Wurzelchakra und das Herzchakra. Man gibt dann so lange Energie hinein, bis sich beide Chakren völlig gleich anfühlen. Danach gleicht man das Wurzelchakra mit dem Solar Plexus Chakra aus und so weiter immer paarweise, bis am Ende alle Chakren gleich sind.

Diese Technik gehört NICHT zum Usui System der Natürlichen Heilung.

Wie Sie wahrscheinlich bemerkt haben, decken sowohl die „offiziellen" Handpositionen als auch die von mir empfohlenen alternativen Positionen alle Chakren ab (neben anderen wichtigen Körperpartien). Die Chakren werden während einer normalen Reiki Behandlung daher automatisch geöffnet und in Balance gebracht. Mehr muss nicht getan werden. Der Geber stellt die Energie zur Verfügung, und jedes

Chakra nimmt sich das, was gerade gebraucht wird.

Ich persönlich finde die oben beschriebene Technik des „Chakrenausgleichs" gefährlich, und der Grund dafür ist die Intention, der bewusste Eingriff.

Jedes Chakra hat seine individuelle Frequenz. Das soll so sein, und wer weiß, ob es wirklich vorteilhaft für den Empfänger ist, wenn alle Chakren gleich gemacht werden? Wie Sie der in diesem Buch enthaltenen Tabelle der Chakren entnehmen konnten, sind jedem Chakra nicht nur bestimmten Organe zugeordnet, sondern auch bestimmte Themenbereiche. Im Grunde ist die Art, in der unsere Chakren funktionieren, auch Teil unseres Charakters.

Und selbst wenn alle unsere Chakren offen und voll funktionsfähig sind, ist es völlig normal, dass einige ein wenig stärker sind als die anderen, während ein weiteres möglicherweise nicht ganz so stark ist. Das macht unsere Individualität aus!

Wollen wir denn wirklich alle gleich sein?

Deshalb ist es meiner Meinung nach besser, sich was die Chakren betrifft an das althergebrachte System zu halten und DIESE Technik nicht anzuwenden. Ich hoffe, Sie stimmen mir zu.

Die 21-tägige Reinigungsphase

Nach jeder Einweihung gibt es eine sogenannte „Reinigungsphase" von 21 Tagen. Natürlich kann diese auch einige Tage kürzer oder länger andauern.

In der Psychologie gilt der Grundsatz, dass es 21 Tage braucht, bis man Änderungen verinnerlicht hat, und sich eine neue Gewohnheit ausbildet. Darauf könnte sich die angegebene Frist beziehen. Es mag aber auch nur eine Referenz an die 21 Tage sein, die Dr. Usui angeblich in den Bergen verbracht hat, bevor ihm die Symbole eröffnet wurden.

So oder so – nach einer Einweihung müssen sich Körper, Geist und Seele mit sehr starken Energien auseinandersetzen. Unterdrückte Probleme (körperliche ebenso wie seelische) könnten hochkommen, um endlich geheilt und losgelassen zu werden.

Wie diese Phase letztlich erlebt wird, ist individuell sehr unterschiedlich. Manche Kunden merken so gut wie gar nichts davon, weil das Ganze bei ihnen sehr subtil abläuft. Andere aber leiden unter Stimmungsschwankungen und müssen vielleicht oft weinen. Wenn das passiert, ist es völlig normal. Es kann auch sein, dass man das Interesse an Dingen verliert, die einem früher wichtig waren, und dafür ganz Neues für sich entdeckt.

Gleichzeitig wird der Körper gereinigt. Deshalb

schwitzen Sie möglicherweise mehr als sonst, oder müssen öfter die Toilette aufsuchen.

Sie können diesen Prozess unterstützen, indem Sie viel Wasser trinken und sich möglichst ausgewogen und gesund ernähren. Selbstverständlich dürfen Sie auch weiterhin Fleisch essen, wenn Sie kein Vegetarier sind. Es sollte aber möglichst mager sein.

Wegen dieser Reinigungsphase empfehle ich generell, mindestens 3 Wochen abzuwarten, bevor man den nächsten Reiki-Grad erhält.

Selbst wenn Sie sich grundsätzlich dafür bereit fühlen: dies sind sehr starke Energien, deren Wirkung man nicht unterschätzen sollte! Zwei oder gar drei Reiki-Grade gleichzeitig oder sehr kurzfristig nacheinander zu erhalten, könnte einfach zu viel des Guten sein!

Über die Autorin

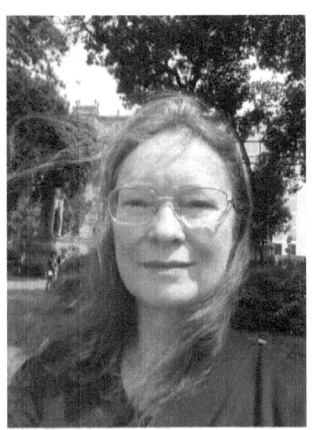

Antje Ursula Seebohm

wurde im Jahre 1956 in Hamburg geboren. Nachdem sie mehr als 20 Jahre in einer Versicherungsgesellschaft als Juristin gearbeitet hatte, ohne mit dieser Aufgabe wirklich glücklich zu sein, entschloss sie sich, ihrem Leben eine völlig neue Richtung zu geben.

Im Mai 2006 ging sie zusammen mit ihrem zweiten Ehemann Peter nach Malta, wo sie seitdem lebt und arbeitet.

Antje hat ihre Einweihung in den Ersten Reiki Grad bereits im Jahre 2001 erhalten. Danach vergingen fast 3 Jahre, in denen sie mit dem Ersten Grad völlig zufrieden war und keinen Grund sah, diesen Weg fortzusetzen.

Erst Anfang 2004 kam in ihr plötzlich der Wunsch auf, doch noch den Zweiten Reiki Grad zu machen, und noch im gleichen Jahr Jahr wurde sie auch Reiki-Meisterin und -Lehrerin.

Seitdem hat sie eine ganze Reihe von Schülern erfolgreich in alle Reiki-Grade eingeweiht, zunächst nur im Freundes- und Bekanntenkreis und seit 2006 auch professionell. Darunter waren auch einige Ferneinweihungen.

Seit Dezember 2008 ist sie auch zertifizierte Klinische Hypnosetherapeutin.